消化的秘密

（西）安吉拉·昆塔斯　著

张明鑫　主　译

崔曼莉　潘　鸥　张雅楠　陈雅鑫　副主译

北方联合出版传媒（集团）股份有限公司

辽宁科学技术出版社

©2024，辽宁科学技术出版社。
著作权合同登记号：第 06-2021-219 号。

图书在版编目（CIP）数据

消化的秘密 / (西) 安吉拉·昆塔斯著；张明鑫主译. — 沈阳：辽宁科学技术出版社, 2024.9
ISBN 978-7-5591-3472-1

Ⅰ. ①消… Ⅱ. ①安… ②张… Ⅲ. ①消化系统疾病—防治 Ⅳ. ①R57

中国国家版本馆CIP数据核字（2024）第052123号

出版发行：辽宁科学技术出版社
　　　　　（地址：沈阳市和平区十一纬路25号　邮编：110003）
印　刷　者：沈阳丰泽彩色包装印刷有限公司
经　销　者：各地新华书店
幅面尺寸：145mm×210mm
印　　张：7.5
字　　数：150千字
出版时间：2024年9月第1版
印刷时间：2024年9月第1次印刷
责任编辑：卢山秀　张诗丁
封面设计：刘　彬
版式设计：鲁　妍
责任校对：栗　勇

书　　号：ISBN 978-7-5591-3472-1
定　　价：69.80元

联系电话：024-23284367
邮购热线：024-23284367

作者：

（西）安吉拉·昆塔斯

主译：

张明鑫（西安医学院第一附属医院）

副主译：

崔曼莉（西安医学院第一附属医院）

潘　鸥（大连外国语大学）

张雅楠（西安医学院第一附属医院）

陈雅鑫（西安医学院第一附属医院）

张明鑫，肿瘤学博士，毕业于西安交通大学，主任医师，副教授，现任西安医学院第一附属医院副院长。

主要从事消化道肿瘤及肝病的临床及基础相关研究，荣获"2020 年陕西青年五四奖章""2020 年陕西省五一劳动奖章"等省部级荣誉，接受国家及省市级媒体专访 10 余次，各科普平台粉丝 20 余万，科普视频观看量超过 1 亿，且多次荣登微博全网热搜及同城第一名。

一、科普荣誉
2020 年华商全媒体健康大讲堂名医
2020 年今日头条健康科普新媒体 10 强
2022 年陕西省医师协会优秀科普作品
2022 年陕西省医师协会"优秀科普会员医师"
2022 年健康知识普及行动新时代健康科普作品征集大赛入围奖
第一届"健康陕西科普能力提升在行动"健康科普作品征集大赛专题类优秀奖
第二届"健康陕西科普能力提升在行动"健康科普作品征集大赛专题类三等奖
第三届"健康陕西科普能力提升在行动"健康科普作品征集大赛专题类二等奖
2023 年全国首届医学科普创新之星优秀个人提名奖
全国医科院校研究生院联盟 2024 年研究生临床能力（消化系统疾病）竞赛科普作品创意奖
2024 年第八届中华全科医师学术大会科普之星风采奖

二、科普账号
微医健康号：张明鑫
微博：消化医生张明鑫
抖音号：消化医生张明鑫
今日头条：消化医生张明鑫

三、社会任职
陕西省抗癌协会副秘书长
陕西省抗癌协会科普分会副主任委员
陕西省医师协会肝病专业委员会副主任委员
陕西省中西医结合学会消化内镜分会副主任委员
西安医学会消化病学分会副主任委员
西安医学会消化内镜分会副主任委员
《现代肿瘤医学》副主编兼编辑部副主任

序

　　众所周知，饮食和健康有着密不可分的关系，但是关于食物如何影响我们的健康这一更专业的问题，我们大多都是一知半解的。毋庸置疑，良好且健康的饮食可以成为预防疾病的良药。饮食本是生活中快乐的源泉，但无数经验已经证明，如果忽视饮食的健康，它就很可能成为导致身体不适和情绪低落的根源，甚至成为造成疾病的元凶。

　　20多年的临床工作经验使我们充分了解到了不同患者的问题和忧虑。他们前来求医，有的是为了在保证身体健康的前提下有效地减肥，有的则是已经出现了消化系统紊乱，或是一些其他内科问题来寻求帮助。

　　因此，我想写一本关于消化与健康的图书。一日三餐伴随着我们的一生，但是我们可能并不知道当食物被咽下后，接下来会怎样。同样，我们大多也不是十分了解自己的身体对吃下的食物有什么样的反应。

为什么有些食物让我们吃完后感觉舒服，而有些让我们吃完感到很难受？某些食物和疾病在人的一生中到底有什么样的关系？母乳在身体微生物群的形成中扮演着怎样的角色？当胃在"咕咕"叫的时候，它在对我们说什么？偏头痛、胃胀、过敏、肥胖，甚至抑郁症都有可能是由消化问题造成的。

　　在写完《保持永远苗条》和《食谱——保持永远苗条》后，我觉得简单地了解胃肠消化的复杂性十分必要，因为这是一个至关重要却鲜为人知的过程。了解胃肠将使我们在决定要吃什么时更加清楚，也会让我们的未来更加健康。

安吉拉·昆塔斯

译者序

　　15年前，当我还是一名肿瘤学专业博士时，经常感慨肿瘤的神秘，有太多的未知需要我们去揭示。然而，当我以消化内科医生的身份深入临床，逐渐领悟到人体自身才是最深邃的奥秘所在。食物如何在我们体内转化、各个消化器官赋予的独特功能，以及粪便不为人知的特殊意义，等等，这些都是我们探索健康之道的关键。如果我们不了解自己的消化系统，又如何能够避免"病从口入"和预防消化道肿瘤呢？

　　《消化的秘密》一书，正是为了揭开这些谜题而来，带领大家深入探索消化过程的奥秘，并理解它对我们身体健康的影响。本书由西班牙的安吉拉·昆塔斯博士精心撰写，汇集了她二十多年的临床经验与研究成果。从口腔的咀嚼到大肠的排泄，从日常饮食的点滴细节到各种复杂的临床案例，书中详细探讨了食物在人体内的奇妙旅程，以及这一过程如何影响我们的健康生活，包括微生物群的重要性以及饮食调节的智慧等。本书通过深入浅出的语言和丰富的实例，为广大关注健康的读者揭开了消化系统的神秘面纱，也帮助大家建立了科学的消化健康观念，通过观察和理解身体的信号来调整生活方式，引领我们保持更加合理的生活状态，享受美好生活。

在媒体网络的浪潮中，科普工作迎来了新的发展机遇，多样化的科普形式层出不穷。我们团队也在医学科普领域中不断探索着，以"消化医生张明鑫"为名，在抖音、小红书、微博、百家号等多个网络平台，通过内镜视频、查房视频、小品相声、Sketch 喜剧等形式，为大众提供专业而有趣的消化疾病科普。我们的努力受到了人们广泛的关注和喜爱，尤其是年轻一代，很多年轻粉丝通过线上、线下渠道找我诊治疾病。然而，短视频虽能吸引眼球，却难以解答所有疑惑。在此背景下，我们团队精心翻译了《消化的秘密》一书，旨在为广大读者提供一本更全面、更系统、更易懂的消化系统科普读物。

让我们一起翻开第一页，开始这段既有趣又富有启发性的旅程吧。在这场探索消化奥秘的旅程中，我们不仅将获得健康饮食的知识，更将学会健康生活的心态。

最后，我衷心希望这本《消化的秘密》能够成为您健康生活中的良师益友，陪伴您走过每一个健康美好的日子，让我们携手努力，响应"健康中国 2030"纲要精神，共同守护消化系统的健康。

　　做好医学科普，我们一直在路上。

张明鑫

2024 年初秋于古都西安

致那些每天拥抱我、亲吻我的人，
是你们让我的微生物群又丰富了。

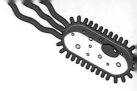

目 录

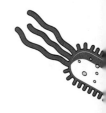

I

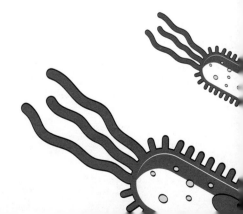

今天，我们能很清楚地了解消化的过程，这与研究人员的努力是分不开的。纵观历史，科学家们孜孜不倦，以探求食物被下咽后，在我们看不见的体内发生了什么。当时人们认为消化是一种无意识行为，其功能在很长一段时间都是一个未解之谜。

许多研究消化系统的先驱者，例如美国外科医生博蒙特（1785—1853），为生理学做出了巨大的贡献。

1825 年，在为一名猎人圣马丁治疗枪伤的时候，博蒙特意外发现了可以观察人体消化的方法，那就是通过他身体留下的胃瘘管吸取胃液做试验，观察不同食物的消化方式，从而验证他的消化理论。

在那个时候，人们普遍认为体内消化是胃肠的机械运动，而博蒙特医生证实了食物到了胃里以后，发生的是化学反应，也就是说，消化是食物和胃里分泌的物质进行的一场化学反应，而不是胃肠来磨碎食物。

　　10 年间，在圣马丁的协助下，博蒙特医生做了无数次试验。他将不同的食物绑好，通过伤口留下的洞，把食物引入胃里，经过一段时间的消化后，再观察不同的消化过程。他还验证了咖啡、酒精对胃的影响，同时也证实了情绪的改变和不同的精神状态会影响胃酸的分泌。博蒙特医生于 1833 年著成《胃液和消化生理的实验和观察》一书，他的实验成果推动了整个医学界对消化系统的研究。

　　在欧洲，法国医生弗朗索瓦·马让迪（1783—1855）通过多年的观察和研究，发现了食管的蠕动，解开了为何食物一旦下咽之后，是向胃里而不是回到上面的谜团，同时他也研究食物到了体内以后，整个消化过程所需要多长时间。

　　X 线的发现为这一问题的研究提供了大大的便利。美国生理学家沃尔特·坎农（1871—1945）将 X 线用于观察动物（狗、猫、鹅和青蛙）的消化，他还以自身为试验对象，在吃下铋餐和钡餐后，通过 X 线观察自身的消化情况。通过这种方式他可以看到食物在体内的整个消化过程，精确测定不同食物在每个部位的消化时间，观察了食物在胃中的排空速度，以及在食管中食物的蠕动速度等。1892 年，他的研究成果得到了《美国生理学杂志》的认可，1911 年出版了《消化作用的机械因素》一书，自此名声大噪。

这些试验在今天是不可能进行的，因为从伦理学的角度来说有些试验备受争议，被试验者往往会遭受巨大的痛苦，比如圣马丁，通过他我们知道了食物咽下后会怎样，可是他的下半生都在与胃病抗争。我们要感激研究者们的苦心钻研，同样也要感激为医疗奉献的前辈们的艰难付出。

目前，对于消化器官的研究主要是通过模拟消化系统来进行的。2006年，一组英国生物学家在马丁·维克汉姆博士的带领下，研制出了一个由塑料和金属制成的装置，可以完全模仿人体消化过程的"人造胃"。它经得起胃酸和酶的腐蚀，是首个用于钻研人体消化功能的人造消化系统。

先驱者们的苦心钻研和当今发达的可视技术，让我们精准地了解自己整个的消化过程：选择喜爱的食物，食物入口，咀嚼、磨碎食物，嚼碎的食物和唾液混合成食物团，食物团进入咽部，通过肌肉收缩吞咽，使食物进入食管并有序下滑。当食物到达胃里，犹如来到一个"揉面器"，在那里食物与胃液充分混合，混合完毕后，再来到下一个长长的"管道"——肠道，在肠道我们的身体吸取所必需的营养物质，以维持身体的各项机能，其余物质就成为粪便，排出体外。

第一章

· ·

消化
循序渐进

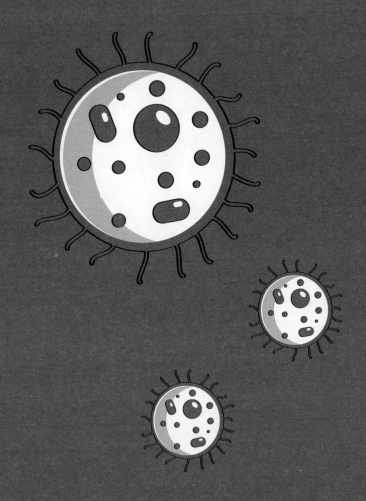

第一站：口腔

当你把食物送入嘴里，然后呢？你一定知道，首先是由牙齿、舌头把食物与唾液腺分泌出的唾液包裹并混合起来，此时，4组肌肉同时开始运动，分别是咬肌、颞肌、翼外肌和翼内肌。它们分布于下颌关节周围，负责牵引下颌骨，进行咀嚼运动。

那么之后呢？对，就是咀嚼！

牙齿

牙齿在食物的消化过程中起着至关重要的作用：它的任务是将食物切断、磨碎，以便可以吞咽下去。但我们不是从一出生就拥有一副完整的牙齿的，所以牙齿不全有时可能是出现消化问题的原因。

人的一生一般会在两个阶段的时候牙齿是不完整的：幼年，以及大部分情况——老年。当乳牙全部换完，长出一副恒牙的时候，人们的咀嚼能力逐渐提升，直到达到最高点，这样的状态会一直保持到40岁，以后牙齿开始脱落。

老年人由于牙齿缺失较多，咀嚼能力减弱，因此导致营养吸收不足。

最早的假牙

17世纪，欧洲人疯狂地从美洲掠夺一船又一船财富，带回欧洲，其中就包括深受上流社会所喜爱的甘蔗和甘蔗制成的蔗糖。因为吃糖过多，富人们年纪轻轻就开始掉牙，于是他们开始寻找解决这一问题的办法。

最初的假牙是十分简易的，就是在木制的底座上镶嵌马或驴的牙齿，没有丝毫美感。由于那些动物的牙齿过大，很容易使佩戴者的脸部变形。17世纪末，人们开始想办法生产制作瓷质假牙，瓷质假牙虽然美观，但是易碎，而且容易引起下巴脱臼，如果食物过于坚硬，还容易把假牙弄碎，人们

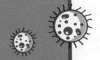

不得不摘下它，问题依旧得不到解决。

于是有人突发奇想，如果用人的牙齿制成假牙给另一个人使用，岂不是最好的方法。于是人们开始利用死刑犯的牙齿做假牙，但他们的牙齿往往不是最佳状态下的。为了获得更多的人的牙齿，导致了当时大量坟墓被偷盗，逝去的人遭到极大亵渎。

1815 年，滑铁卢战役以后，假牙制造商们暗自窃喜，因为他们将得到许多牺牲的年轻士兵们的牙齿，满足当时假牙紧缺的状况。那些牙齿也不再是镶嵌在粗糙的木制牙床上，而是镶嵌在用象牙做成的桥托上。不得不说，在假牙发明之初，它可是个不折不扣的奢侈品呢。

没有牙齿的动物怎么做？

没有牙齿的动物比如禽类，它们会吞下小石子，用胃里的石子来磨碎食物。大多数鸟类和一些爬行动物都有这样的行为。当小石子被磨平，它们再将磨平的石子吐出，然后再吞下新的小石子，通过这种方式完成咀嚼和消化。

如果食物未经牙齿很好地咀嚼就进入消化道，我们的消化系统则需要分泌出大量的消化液（主要是胃液）来消化它们。长此以往，将导致胃炎、胃溃疡、营养不良等疾病。

　　婴儿期我们萌生的第一颗牙叫作乳牙，之所以这样叫，并不是因为是由奶（婴儿刚出生时的唯一食物）制成的，而是由于它的颜色比恒牙更洁白、更柔和。由于乳牙的牙釉质和牙本质比恒牙要薄，所以乳牙看起来更清澈、更透明。

　　我一直记得在我给闺蜜安娜打电话，祝贺她生下女儿的时候，她对我说的第一句话：

　　"宝宝长了一颗牙。"

　　一个健康的、胖嘟嘟的小婴儿，刚刚出生就长了一颗牙齿，这种牙被称为"新生儿牙"，是婴儿在母体内就萌生的乳牙。这种现象比较少见，2000 ～ 3000 个新生儿中能有 1 个新生儿长有牙齿。

　　这个小东西是小宝宝生命最初几天的磨难：因为她已经长了一颗新生儿牙齿，给母乳喂养带来了一定的麻烦；由于这颗牙齿也并未完全稳固，所以小宝宝也时时都有误吞自己牙齿的危险，所以家人决定拔掉这颗乳牙，等到六七岁时再长出恒牙。现在安娜的女儿已经 5 岁了，在她原来的那颗"新生儿牙"的位置可以看见已经萌出了小小的恒牙。

　　婴儿的乳牙牙胚从胎儿时期就开始发育了，一般来说，从妊娠第 3 周到出生，婴儿的 20 颗乳牙牙胚已经全部发育完毕。我们可以张开嘴数一数，幼儿一般有 20 颗乳牙，成人一般有 32 颗恒牙，相差 12 颗，也就说明乳牙的位置可能不止长出 1 颗恒牙。

我们的牙齿一般可分为 4 种类型（图 1-1），每种类型都有不同的功能：

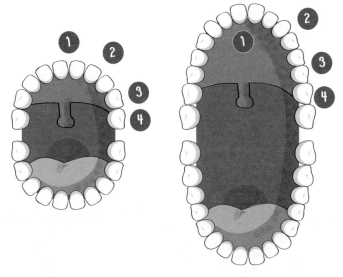

图 1-1

❶ 门牙：门牙位于口腔前部中间，上面有 4 颗，下面有 4 颗，我们用门牙来咬断食物，门牙也是我们婴儿时期最先萌出的牙齿，大约在 6 个月。

❷ 尖牙：尖牙紧挨门牙，它的形状更尖，呈圆锥形，主要功能是把食物磨碎。尖牙一共有 4 颗，上面 2 颗，下面 2 颗。乳牙的尖牙大约出现在婴儿 6 个月，恒牙的尖牙大约出现在 11 岁。

❸ 前臼齿：前臼齿主要负责食物咀嚼的第一个阶段，我们一般有 8 颗前臼齿，4 颗在上面，4 颗在下面。婴幼儿 15 个月左右开始长出乳牙的前臼齿，在 10 岁左右开始更换恒牙的前臼齿。

❹ 臼齿：俗称"磨牙"，一般有 12 颗，主要功能是咀嚼和磨碎食物。乳牙的臼齿大约出现在 12 个月，之后被恒牙的臼齿替换。在儿童时期我们还会继续长出新的臼齿，分别在 6 岁左右和 12 岁左右长出。

牙齿护理

牙齿护理，是几个世纪以前人们就已经很关注的话题了。早在中世纪，法国医生肖利亚克（1298—1368）在他的著作 *Inventarium sive collectorium in parte chirurgali medicine* 中向当时的人们推荐用隔一天的尿液漱口。这个行为在今天看来让人十分错愕，但是在当时的确是罗马人的日常习惯，因为尿液可以为口腔里的溃疡和伤口进行消毒，尿液中含有的尿酸、尿素和氨具有消毒和漂白功能。直到今天，尿素和过氧化氢的复合物也广泛应用于化妆品及医药，是牙齿漂白的关键所在。

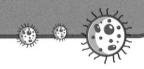

舌头和它的功能

舌头——口腔内的这块肌肉组织对于消化和语言有着至关重要的作用。

人的舌头平均长 10cm 左右，男性的舌头比女性更长一点。在动物界，哺乳动物中相对于身体来说，舌头最长的动物是一种叫花蜜长舌蝠的蝙蝠，它的舌头可以达到其身长的 1.5 倍。如果按照体积来划分，舌头最大的动物就是蓝鲸，可以重达 2500kg！

动物界中还有许多动物的舌头令人惊讶，比如长颈鹿，它的舌头呈深蓝色，大约长 50cm，它甚至可以用舌头来清洁自己的耳朵。它的舌头呈深色的主要原因是含有过量的褪黑素，由于它们白天要消耗大量食物，所以必须长时间把舌头伸出来，暴露在日晒和高温下，为了避免太阳光线灼伤，所以舌头含有褪黑素，呈现很深的颜色。

舌头的主要功能

1. 品尝味道。

2. 在口腔中搅拌食物，把食物变成食团，混合唾液后咽下，开始消化。

3. 在说话的时候辅助发音，通过改变气流经过口腔的不同方式，形成不同的音节。

为了品尝食物的味道，舌头的表面上分布着味蕾，那是一组负责接受味觉刺激的化学感受器。在舌头的上表面分布着菌状乳头和丝状乳头，在舌根部位分布 V 形轮廓乳头，较舌尖部的突起要大一些，但数量少。而叶状乳头是由若干平行的叶片形黏膜皱襞形成的，位于舌根两侧（图1-2）。

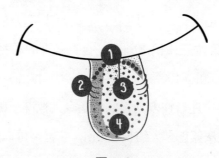

图 1-2

❶ 轮廓乳头　❸ 丝状乳头

❷ 叶状乳头　❹ 菌状乳头

味蕾就像是我们口腔里的岗哨，对进入口腔里的食物作出反应，在必要的时候激活一连串信号，警告大脑可能存在对我们身体有毒的物质。所以味觉保护着我们的消化系统，为我们决定是否咽下正在吃的东西提供可靠的信息。

到目前为止人们熟知5种味道：

甜味： 由碳水化合物或甜味剂产生。

苦味： 由某些无机盐产生。大多数药物，如阿司匹林或一些抗生素，都有苦味。

咸味： 由可溶性钠和钾离子的作用产生。

酸味： 由味蕾的离子通道检测到 H^+ 的时候产生。和苦味一样，我们的大脑认为酸味也是一种警示，因为许多有毒物质就是这种味道。

鲜味： 由谷氨酸钠和阳极酸的复合决定的。

鲜味：第五种味道

鲜味的英语"Umami"一词来源于日语。在日语中，Umami的意思是"美味"。1908年，日本化学家池田菊苗发现可食用海带的味道来自谷氨酸钠。他观察含有海带的汤有一种与众不同的味道，格外鲜美，于是终于从海带中提取了一种叫谷氨酸钠（E621）的物质，并为其取名"味精"。他的一名学生小玉新太郎，在1913年从鲣节提取出了另一种鲜味物质，就是肌苷酸（E630）。

自20世纪60年代以来，作为食物增味剂广泛应用于食品工业。但是鲜味并不仅在我们往食物中添加E621和E630的时候出现，很多食物就是天然地含有这种味道。所以区分哪些食物含有天然的谷氨酸钠是十分重要的，例如奶酪、火腿、芦笋以及我们经常用来调味的酱油、番茄酱等。

不同的问题是，人们通常在不含天然谷氨酸钠的食物中添加这种风味增强剂，以提高食物的鲜美度，使食物更加诱人，促进销量。

由于谷氨酸盐的使用一度引起了社会恐慌，欧盟委员会对谷氨酸的使用做出裁决，并得出结论认为，如果谷氨酸的使用符合欧盟食品添加剂立法规定的条件，就不会对健康造成危害。

只要使用得当，谷氨酸是具有很多优点的：它能改善唾液以及食物的味觉，使人觉得没有必要添加盐，也可以帮助老年人恢复食欲。

味蕾由布满味觉器官的上皮细胞覆盖，当食物与它们接触的时候，细胞会收集并发出一个刺激信息传递到大脑，这就是味觉的产生。我们更喜欢某种食物的原因很大程度是由食物的可口性决定的，当食物为人们传递一种健康舒适感的时候，它通常非常可口，从这个角度看，我们不必以消极的方式看待这一术语；但问题是在我们日常生活中，有成千上万种极度美味的食物，但是很多都是不健康、不推荐的，比如高盐高糖高脂肪的食物，众所周知，它们都是非常不健康的。

普利策新闻获奖者迈克尔·莫斯在他的著作《盐糖脂：食品巨头是如何操纵我们的？》中揭开了某些成分的组合是如何让我们即使在不饿的时候，也像"上瘾"一样深陷某些加工食品的。试问又有谁没说过："给我拿一个冰激凌，我太想吃了。"

发生这种情况的原因就是摄入了大量极度可口的食物，例如高糖高脂肪的冰激凌，它们会促进体内多巴胺、血清素、内啡肽等使人愉悦的激素上升，不仅具有镇静作用，而且产生令人上瘾的快乐感。

甜味和它的粉丝

大多数孩子喜欢甜味，但我们也无须讳言，大人也喜欢。甜味往往存在于热量很高的食物中，如果孩子们经常热衷甜味而拒绝苦味，其实有助于他们的成长。

甜味也是孩子们来到这个世界以后，第一个接触的味道：母乳就由于含有乳糖，有着淡淡的甜味。他们抵触苦味也有一种解释：由于婴幼儿期他们会随手把抓到的东西放入嘴里"品尝"，所以儿童比成人中毒的可能性更大，对于苦味的拒绝恰恰保护了他们，防止摄入苦味的有毒物质。由于大多数蔬菜也有苦味，所以很多孩子也会拒绝吃蔬菜。

但是也有例外，当我的儿子出生的时候，那时候我身边的妈妈们都喂她们的宝宝吃小块甜甜的水果，他们十分喜欢吃。但是我的儿子截然不同，他甚至连一块香蕉也不喜欢吃。在一次偶然的机会，他伸出小胳膊抓起桌子上的一个柠檬试图扒皮吃。随着他渐渐长大，我们也发现他不喜欢甜的水果，而喜欢酸的，例如橙子、菠萝、蓝莓和黑莓。

唾液

当我们把食物咬下来，用牙齿嚼碎它，然后由口腔中 4 个腺体分泌的唾液浸渍搅拌。如果我们观察它们的大小，唾液腺可以分为小唾液腺和大唾液腺 2 种。小唾液腺散在于各部分口腔黏膜内，有唇腺、颊腺、腭腺、舌腺；大唾液腺包括腮腺（主要分泌 25% 的唾液）、下颌下腺（分泌 70% 的唾液）和舌下腺（分泌 5% 的唾液）3 对。组成这些腺体的细胞叫作腺泡，大体分为 2 种：浆液性和黏液性。浆液性腺泡主要分泌稀薄的液体；黏液性腺泡的分泌物较为黏稠，主要为蛋白质。

为什么动物会舔舐伤口？

当动物的皮肤上有伤口或者感染的时候，它们会本能地舔舐伤口。唾液具有消毒和杀菌的功能，但是动物的唾液含有口腔里的细菌，反复舔舐伤口会造成细菌感染，这也是为什么当动物受伤的时候兽医为它们戴上一个"伊丽莎白保护罩"，以防止它们舔舐伤口。

一个人每天大约会分泌 1L 唾液，你可能会觉得这很多，但是如果和牛比起来，根本微不足道。1 头牛每天分泌 90 ～ 190L 唾液！人类的唾液的 pH 在 5.6 ～ 7.9，唾液的 99% 都是水，其他主要是钠、钾、钙、氯和一些其他的重要物质，如唾液淀粉酶、溶菌酶、无机盐、免疫球蛋白等。唾液中还含有一种具有抗菌消炎作用的溶菌酶，可以起到保护作用，来缓解炎症和感染。

误区：唾液引发婴儿口水疹

小月龄的婴儿吞咽功能发育不完善，流口水很正常，另外，长牙期的宝宝的口水也会特别多。因此许多大人就认为是口水中的酸性物质导致了婴儿的口水疹或湿疹。然而，唾液仅仅呈弱酸性，而且其中碳酸氢盐的成分有着中和酸性、稳定口腔中酸碱度的作用，所以唾液中的酸性不足以引发口水疹或湿疹。而且我们很容易用酸碱试纸来测出口腔中唾液的酸碱度。相反，如果宝宝的口水过多，又不停地吞咽，那么就要提高警惕，看看是否存在咽喉不适或者肠胃不适。

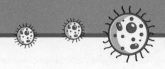

唾液的主要功能

1. 具有将食物润滑的作用。

2. 具有将液体和毒素稀释中和的作用。

3. 具有护菌和消毒的作用。

4. 由于淀粉酶的作用，能将食品中的淀粉变成麦芽糖，有助于消化食物中的淀粉。

5. 少量的脂肪酶可以消化饮食中摄入的甘油三酯。

唾液中不同成分的功能

黏蛋白	润滑食物 保护牙齿不被酸性物质腐蚀 帮助身体预防细菌、病毒和真菌的侵袭
消化酶	淀粉酶：消化食物中的淀粉 脂肪酶：消化食物中的油脂 蛋白酶：消化食物中的蛋白质

唾液中不同成分的功能

溶菌酶 过氧化物酶 乳铁蛋白	具有杀菌剂的作用
免疫球蛋白 A	它们是唾液中的抗真菌剂和抗病毒剂
碳酸氢盐 磷酸盐 蛋白质	保护牙齿和牙龈组织免受酸性物质腐蚀
钙 磷酸盐 高蛋白的蛋白质	保持牙釉质中的矿物含量平衡

自主神经系统负责通过唾液反射来调节唾液的分泌，大致分为 2 种类型：

非条件反射（口腔调节阶段）：嘴里的食物会刺激口腔内的"化学感受器"，分泌更多的唾液以消化食物。

条件反射（大脑调节阶段）：这里开始发挥其他感官，如味觉、视觉、嗅觉、听觉甚至记忆的作用。它们都能使我们的唾液腺分泌更多的唾液。

伊万·巴甫洛夫（1849—1936），俄国著名生理学家，年轻时候放弃了由父母安排的宗教事业，而转投医学，他的研究证实了神经系统在调节消化过程方面有着重要的作用。1904年在生理学消化方面获得了诺贝尔生理学或医学奖。

巴甫洛夫的实验其实非常简单：如果把某些稀释的酸性物质放在饥饿的狗鼻子前，它就会开始分泌唾液，他还更进一步证明这种影响也发生在当狗只是看到食物，甚至在走进饲养员所在的房间的时候就有分泌唾液的反应。他每次喂狗的时候都会按一下铃，过了一段时间，即使没有食物，狗在听到铃声的时候也会流出口水。这就是他做的影响唾液分泌的刺激-反应试验。

巴甫洛夫的理论充分证明了神经系统负责"控制"我们的口水分泌，神经系统影响我们的消化系统。

几百种细菌

你一定听说过"微生物群"，这是一个庞大的微生物的整体，生活在人体不同的部位，执行不同的任务，如帮助消化食物，或者在病原体入侵的时候保护人体。从口腔到肛门，所有消化道导管和腔内都拥有一种特定的微生物群。

大量的微生物是我们细菌微生物群的一部分，其多样性取决于氧气浓度、营养条件、温度、暴露免疫因素、各类生物的解剖特性等。

随着时间的推移，从口腔中可以分离出多达200种不同种类的细菌，其中有20多种细菌是永久存在的，比如高浓度种的链球菌、放线菌、小韦荣球菌、奈瑟菌等。你能想象到，细菌在我们嘴里享用盛宴吗？

这种口腔中的细菌生物膜就是专业角度讲的"牙菌斑"，即由唾液、牙龈、舌头和微生物建立起来的大型"细菌社区"。

当细菌生物膜和未被及时刷去的食物残渣结合后，会产生酸性物质，攻击牙釉质。牙齿之间日积月累形成的生物膜逐渐矿物化、变硬，就会引起齿垢。而附着在牙釉质和牙龈上的磷酸盐固体沉积，就会引起蛀牙和牙龈炎。所以，你要明白，饭后刷牙是十分重要的。

我的嘴里出问题了

有时候我们的口腔里有些乱糟糟的，我们来看一些例子，找到病理，并找到如何减轻或者解决的方法。

案例1

Ernesto 的口干燥症

我的一位患者好友从几年前就一直遵循我的营养学团队定制的"改变饮食计划"。有一天她忧心忡忡地给我们打来电话，原来是她的丈夫 Ernesto 身体突然不舒服，头痛欲裂，伴随右眼明显出现失明的症状。

经过一系列检查，他被诊断为初期脑肿瘤。

经过一年的放化疗治疗和手术治疗，Ernesto 的肿瘤基本消退了，但放疗给他留下了严重的后遗症，使他无法正常进食。除了过轻的体重和明显损伤的肌肉以外，他的口腔和舌头一直处于非常干燥的状态，导致他咀嚼和吞咽食物的时候十分艰难。很明显，他得了口干燥症。口干燥症的症状表现为口舌干燥、唾液缺乏，也是放化疗后最为常见的后遗症之一。为了缓解症状，我们在这里为你提供一些饮食指南：

——每天饮用大量的水，以保证分泌物足够稀释。

——将食物切成小块食用，并多次咀嚼。

——尽可能食用柔软湿润的常温食物或较凉的食物。

——避免食用含糖高的食物。

——不要饮用碳酸饮料。

——食用无糖糖果或木糖醇口香糖刺激唾液分泌（因为这种甜味剂不能被产生蛀牙的细菌利用）。

——可以饮用柠檬水，或者含有 E330（一种柠檬酸食品添加剂）的饮料，促进唾液腺分泌更多唾液。

——不要饮酒和吸烟。

——不要喝咖啡、茶或含咖啡因的饮料，因为这些成分是一种"利尿剂"，能促进体内的液体流动。

——保持良好的牙齿卫生，并定期去看牙科，以防止口腔感染、蛀牙和真菌感染等。这在口干燥症患者中能得到较快的进展。

——定期检查，避免念珠菌（口干燥症经常出现的病菌，可导致感染）出现。

——使用空气加湿器保持周围环境尽可能不那么干燥。

——使用一些唾液替代喷雾，也就是葡萄糖蛋白、钙、磷、氟化物等物质的复合溶液。虽然这一方法只能起到暂时缓解的作用，但可以用于睡前，那么就不用在睡前喝大量水，也避免了起夜。

此外，我们设计了一个营养计划，将满足他的所有需求：

	推荐	避免
蛋白质	有汤汁的肉、禽类和鱼 炖肉	没有汤汁的肉类、禽类和鱼
面包 谷物 米饭和面	汤粥 燕麦粥 牛奶燕麦粥 米汤	干面包 干的大米饭 炸薯类 干燕麦
水果 蔬菜	含水量高的水果和蔬菜 蔬菜汤	香蕉 脱水水果 蔬菜起码要含水量高或做成蔬菜汤来食用
饮品 以及其他食品	矿物质水 有味道的水 水果汁和蔬菜汁 橄榄油 拌菜酱汁	

案例 2
Lucia 的口臭

Lucia 是有两个孩子的年轻妈妈。几年前的一天，她来到我的医院，原来是她经常被晨起时的口臭所困扰。晚饭正常吃完之后，第二天起来后令人可怕的口臭能持续一整天。但是她并没有什么恶心等不适，也没有腹泻，她也曾去看过肠胃，没有任何胃炎、胃溃疡、食管炎等。

我们只能从她的饮食习惯入手，开始一无所获，于是我们让她把接下来一个星期内每天吃的所有东西都记录下来。当我们仔细查看她的饮食日记的时候，我们才意识到之前一直忽视的一个关键问题：每天晚上，Lucia 都非常疲惫，工作完之后还要照顾两个孩子直到他们睡着。然后她才能吃一点点快速方便的晚饭。在沙发上小憩一会儿，之后洗漱睡觉。

因为工作压力大，她睡眠很轻，脑海中总是想着工作项目，迟迟睡不着。她曾尝试睡不着的时候喝一杯热牛奶和一块饼干来助眠，用牛奶的温度祛除烦恼，然后再上床入睡。所以问题出现在哪？对，就是此时她忘记了刷牙！

人口腔里的酸碱度在夜间通常会降低，偏向酸性，同时唾液流动减少，就促使了口臭的发生。舌头和唾液在白天会

24

有大量活动，可以间接消除我们口腔里的细菌，随着酸碱度降低，细菌便可以在我们的嘴里安营扎寨。此时 Lucia 又吃了牛奶和饼干，更为细菌提供了完美的食物。

Lucia 的解决办法非常简单，但你们一定会问："那么长牙的婴儿喝完夜奶该怎么解决这个问题？"其实母乳亲喂的婴儿在吃奶的时候，因为口腔包裹和舌头吮吸，牙齿不会接触到奶，但是，用奶瓶吃奶的婴儿，夜间吃完奶后直接睡去，就有蛀牙的风险。因为牙齿能直接接触到牛奶。

大约 50% 的成年人都有口臭这个问题，通常在清晨的时候更严重。其中老年人占比最多，大约占到 70%。这是一个影响了人类几个世纪的问题，在史料中都能看到对这一问题的记载。在大多数情况下，它是由于口腔卫生不良或口腔疾病造成的，也有可能是其他疾病的一个症状。口臭有两种类型：生理性和病理性。

生理性口臭是由非致病因素引起的，可能是由下面的因素引起的：

清晨的呼吸：由于人在夜间唾液流动和唾液分泌降低，厌氧细菌的增长相对白天较快，在口腔内形成硫化物，所以人们通常在清晨的时候口气很难闻。

年龄：老年人的唾液分泌量和唾液含量都会发生很大

改变。

假牙：假牙、正畸这类口腔里的牙科器械是食物能够残存的地方，能导致口臭。

唾液：口干燥症也能导致口臭，因为唾液可以维持口腔清洁无味。

吸烟：吸烟可以直接导致口臭，吸烟导致的口臭能持续好几天。

节食：长时间的节食或者禁食可以导致口臭，因为禁食会让身体长时间处于低血糖的状态。而为了维持所需的葡萄糖，我们的身体激活了某些代谢途径，在这个过程中产生并释放了导致口臭的化合物。

一些食物和酒：洋葱、大蒜或者酒精在我们的消化系统中代谢，会产生某种刺激性气味的物质，通过肺部呼吸出来。这也是为什么酒精测试仪要通过吹气的方式测量血液中的酒精含量。

相反，病理性口臭是由不同的疾病引起的：

——口腔念珠菌感染。

——咽喉病毒感染。

——甲状腺功能障碍。

——药物反应，如抗胆碱、类固醇皮质激素等。

——胃炎、食管炎、肠道菌群失调或胃溃疡等胃肠疾病。

——胃食管反流或哮喘。

——幽门螺杆菌感染。

——糖尿病控制不当。

——肾衰竭。

——严重的肝肾功能障碍。

——维生素 A 和维生素 B_{12} 缺乏，铁和锌缺乏。

我们所有人都有过口臭的经历，真的是一个令人烦恼的事，有时严重影响了我们的社交。你可能很惊讶，口臭的味道都不相同。

硫黄味或臭鸡蛋味：由革兰阴性菌和厌氧菌产生的硫化物造成。

烂果味：主要是由呼吸中的酮体偏高造成的。这是一种脂肪分解后的产物，而不是碳水化合物。酮在血液中积聚过多，可使血液变酸而引起酸中毒，此时就叫作酮症酸中毒。酮体可从呼吸中、尿液中乃至汗水中排出。

腥味：当肾功能出现问题时，不能通过尿液排出所有的氨基酸化合物，如二甲基胺和三乙胺，只能通过呼吸排出。

粪便味：由于患者呕吐或者有严重的肠胃问题（例如肠梗阻）造成的，严重的鼻窦感染也能使呼吸有粪便味。

金属味：服用抗生素药物或者含铜、锌、铬的微生物复合物，以及在放化疗治疗期间，可能导致呼吸具有金属的味道。

如果有口臭，该如何应对

——保持口腔卫生。

——多吃水果和新鲜蔬菜，避免洋葱等有刺激性气味的食物。

——不要吸烟。

——多喝水，保持口腔湿润。

——避免咖啡因饮品。

——咀嚼木糖醇口香糖，因为糖精能导致蛀牙的发生，而木糖醇可以有效抑制牙菌斑的产生。

——使用专门的漱口水来漱口。

——喝全脂牛奶，里面的脂肪可以中和硫化物引起的气味。

——喝茶，茶叶里含有的多酚物质可以中和不良气味。

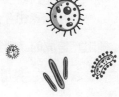

从嘴到胃：食物走它自己的道路

到现在为止，我们讨论了整个消化过程中的"主动行为"：选择食物，把它放入嘴里，用牙齿咀嚼，用唾液浸湿形成食物团，最后咽下食物。而我们对接下来的 33h 的消化过程可能一无所知。不同年龄、不同性别的消化时间会略有不同。

一个消化周期

胃：2 ~ 4h

小肠：3 ~ 5h

升结肠：2h

降结肠：24h

总共：31 ~ 35h

吞咽的过程

吞咽是整个消化过程中最后一个"主动行为"步骤，通过吞咽，食物团从嘴到达胃里。不同食物到达胃里的时间也不尽相同：液体 2 ～ 3s 到达胃里，而固体大概需要 8s 到达。

但是有时候吞咽不按照正确的路线来，也就是说，食物"跑到"了呼吸道里，往往会有生命危险。所以说吞咽是非常重要且复杂的一个过程，既要保证食物通过口腔顺利到达胃里，又要确保我们不被呛到。

口腔上壁可分为硬腭和软腭，硬腭以骨骼作为基础，软腭则是肌肉组织。在吞咽的时候，软腭上升，以阻止空气进入鼻腔，食物下咽后，消化中的"主动行为"结束，开始了一系列的"非主动"过程（图 1-3）。

（1）首先，食物团进入我们的咽喉，我们的咽喉由呼吸系统和消化系统共同组成，由 6 块软骨、1 根骨头、13 块肌肉、4 片黏膜和 3 条韧带组成。虽然很小，但这是一个非常复杂，而且有着重要功能的器官：让食物到达胃里。

（2）为了让食物正确顺利抵达胃里，我们的会厌在此时发挥了它的作用。会厌是由会厌软骨和黏膜构成的一个器官，当说话或呼吸时，会厌向上，使喉腔开放；当吞咽东西时，会厌则向下，盖住气管，使食物或水不至于进入气管之内。

（3）如果食物没有正确咀嚼就进入喉咙，就有可能堵塞食管或气管。一旦食物不小心进入了气管，就会做出咳嗽的反应，试图将异物驱除气管。如果真的有食物残渣、液体、唾液、食管的反流物误入了下呼吸道，就有可能引起吸入性肺炎。

（4）如果食物卡在食管里，人会感觉非常难受，可能会感到类似于心脏病发作的胸痛。更严重的是如果食物卡在食管，没有下落，若没有及时干预，在短时间内就有可能会导致食管穿孔。

阻塞不一定全部是由食物引起的，任何异物比如玩具、硬币甚至假牙都有可能造成阻塞。佩戴假牙的老年人应该慢慢咀嚼食物，避免一边咀嚼一边笑。有句古语"寝不言，食不语"，严重者会导致死亡，因为食物阻塞气管，不能呼吸，就会导致死亡。

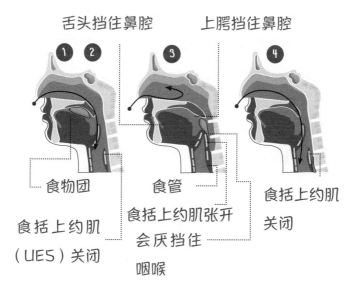

图 1-3

在西班牙，平均每天有 5 人死于窒息，这个数据高于交通肇事的死亡率。在国际上也有不少公众人物死于窒息。吉他手兼歌手吉米·亨德里克斯（Jimi Hendrix）在夜晚外出时因喝酒和服用安眠药而死于误吸入自己的呕吐物，年仅 27 岁。同样的事情也发生在已故的乐队主唱 Bon Scott 身上，由于吸入呕吐物逝世于 1980 年。众所周知美国前总统布什曾在白宫看足球比赛时被饼干噎致晕厥。在西班牙，路易莎萨拉在 1986 年因一块肉窒息而亡。

所以，当发生了窒息事件的时候，应该马上采取施救。即使是一个微小的阻塞，虽然能让人发出咳嗽或细小的声音，那也能阻碍人的呼吸。人通常会下意识地用双手包围颈部，皮肤由正常的颜色变为青紫色，大脑缺氧超过几分钟就会导致不可逆转的损伤。

发生窒息时能够挽救生命的，就属海姆利克急救法了，这要归功于 2016 年去世的美国医生亨利·海姆利克。

——站在窒息的人的后面。

——双臂搂住他的腰，握拳放在他的腹部。

——通过向上施压，做有节奏的按压动作。

儿童：小心香肠

原则上，香肠产生窒息的风险并不比任何其他可以堵塞孩子的圆润食物（如葡萄或干果）高，但事实上，它们的特征也让它们成为窒息高风险食物。它们是软软的，圆柱形状的，有的比较滑，不需要唾液参与就能咽下去，早在2010年，美国儿科学会发表了一篇对几项研究的回顾文章，其中就强调了香肠是致使幼儿窒息导致死亡的最常见的原因之一。为了避免这种食物造成窒息的风险，我们必须把香肠切开，切成片，或者干脆就不要给他们香肠。它们本身大多是超加工食品，不应该成为儿童饮食的一部分。

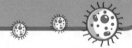

当涉及婴幼儿或者低龄的儿童，预防最重要。作为监护人，我们应该防止他们吃到硬且小的食物，如坚果、含有小骨头的肉、樱桃等，至少等到他们掌握正确咀嚼食物之前（4岁左右），即使葡萄籽那么小，也会对幼儿造成危险。

同时，我们也应该防止他们拿着小的玩具放在嘴里，因为幼儿误吞玩具也会带来不可预计的后果。

一旦发生婴幼儿窒息的危险，我们要把他的脸朝下，前胸放在我们的手臂上，大头朝下，另一只手用两根手指按压胸部，一组 5 次，重复操作，让他始终保持头部低于身体，直到婴儿吐出异物。

婴儿主导喂养或婴儿自主进食

近年来，"新"喂养法已成为时尚，那就是婴儿主导断奶或婴儿自主进食（Baby-led weaning, BLW）。我用了冒号是因为它不是真的那么新：因为许多母亲，甚至祖母都已经实践了它。当婴儿 6 个月以后，就要开始一个全新的喂养阶段。在 6 个月以内，他们完全吃奶；6 个月以后，他们就需要摄入其他类型的食物了。选择 BLW 喂养方法的父母将食物切成大小适中、形状合适的小块，让婴儿用手抓起来放进嘴里。婴儿们就用这种方式吃蔬菜、水果、鱼等，而不是像传统那样吃一些泥类食品。

那么 BLW 有什么好处呢？

——婴儿越来越意识到身体饥饿和饱腹的感觉，这个过程中他可以来决定吃饱了，或者继续吃。如果制作泥状的辅食喂养婴儿的话，我们会不自主地强迫宝宝吃完，并给他设定了进食过程中，一勺接着一勺的所谓的"节奏"。

——BLW 的喂养方法可以促进儿童的心理运动发展，因为他必须用手抓住食物碎片，并把它们带到嘴里。

——BLW 喂养方法可以实现孩子饮食向固体食物的自主的过渡。

但是，是不是所有婴儿都准备好了在 6 个月的时候开始这种喂养吗？一般来说在那个月龄，他们通常是从辅食开始的，一般是从水果开始。在 6～9 个月，辅食为婴儿提供每天总热量的 10%～15%。其余的营养依旧由乳制品，比如母乳或奶粉提供。

为了能够更好地开始这种喂养方式，婴幼儿应该做到：

——在高椅子上保持稳定，不向两侧摆动。

——没有溢出性呕吐反射（6 个月以下的婴儿常见，他们试图用舌头赶走嘴里的食物而导致呕吐）。我敢肯定，你曾经也遇到过类似状况，当给你的宝宝喂一勺粥的时候，却遭到了他的小舌头的驱逐，我们首先想到的是，他不喜欢吃，但在大多数情况却不是这样：正是这种非自愿反射，以保护他在前几个月避免了导致窒息的食物或者物体，但是往往会造成呕吐。

——具有良好的手口协调能力，他需要把食物抓起来，放入嘴里。

我们在这里讨论这种婴儿的喂养方法，是因为这种方法可能也会带来窒息的危险。所以必须值得注意的是，当我们决定使用这种喂养方法的时候，在整个婴儿的进食过程中，我们需要时刻关注，并且需要有能力正确掌握海姆利克急救法。

另一方面，在有些情况下，孩子们的进食不能满足自己身体的能量需求，会发生体重不达标甚至发育迟缓的症状。所以如果我们决定选择这种方法，一定要用心严格、谨慎地选择给孩子的食物，保证食物既不是太坚硬，又要满足孩子的胃口。

推荐的食物	需要避免的食物
熟透了的、柔软的水果	硬的苹果
蒸熟或煮熟的蔬菜	生胡萝卜
面包	坚果
切成小块的鱼或者肉（去除鱼刺）	干果，如葡萄干、枣等

推荐的食物	需要避免的食物
煮熟和粉碎的豆类	香肠
	米饭或者饼干
	樱桃、葡萄、樱桃西红柿、豌豆等
	硬糖
	袋薯条和各种硬脆小吃

吞咽困难症："我得不到食物"

吞咽困难这种疾病大多发生在老年人或有大脑神经源疾病的人群。这个术语是指当你试图吞咽食物时，食物会粘住或卡在喉咙或胸部，它不会"通过"食管。当这种情况发生时，人们觉得很难吞咽食物。

吞咽困难症的概率随着年龄的增长而增加，并会对患有吞咽困难的人群的生活质量产生非常消极的影响。在最严重的情况下，它可能导致脱水和营养不良。

吞咽困难症可能是由以下几种原因造成：

失弛缓性：当贲门肌肉（将食管与胃分离的括约肌）不能正常工作，导致食物留在食管而不进入胃部。

食管痉挛：食管必须以协调的方式收缩，食物团才能滑过。当这种痉挛发生，使食管收缩不协调时，吞咽食物的困难就会发生。

食管狭窄：食管变窄（狭窄）通常是由胃食管反流引起的。

嗜酸性细胞性食管炎：一种以嗜酸性粒细胞浸润为主要特征的慢性食管炎症。

也有其他原因，比如食管肿瘤、放疗等。

案例 3
Manuel 的吞咽困难症

Manuel 是我的闺蜜安娜的父亲。他 76 岁，独自生活，而且生活完全可以自理。但是最近安娜十分担心，因为他的体重骤然下降了很多。

我们做的第一件事就是试图弄清楚问题出在哪里，为此，我们检查了 Manuel 一整天的饮食。我们发现，无论是液体还是固体食物，他吃进去没有任何问题，但是，由于牙齿不好，他很难咀嚼形成食物团。但他真正的问题出现在吞咽行为，也就是咽下食物的时候。

随着年龄的增长，咀嚼肌肉会减弱，唾液产生减少，在进行咀嚼所需的动作时会更加缓慢。这种吞咽困难影响 1/4 的 70 岁以上的人。这种症状我们也可以在那些发生心血管事故（如中风）或患有神经系统疾病（如阿尔茨海默病）的人群中找到它。

吞咽困难症也能引起营养不良或脱水，Manuel 的情况也是如此，但有时也能引起感染或呼吸性肺炎，这也是由于肺部存在固体或液体，严重时会造成窒息。

Manuel 有食欲，他会感到饥饿，但他在吃完饭后不久就感到筋疲力尽，这有点吓人，因为吞咽食物时他有些害怕。幸运的是，我们能够通过一些简单的准则来解决这个问题：

——在用餐时注意姿势，下巴始终向下，以方便吞咽的过程。

——不要将固体和液体在嘴里混合。

——向煮熟的食物里添加生橄榄油、蛋白粉、营养酵母等营养丰富的食物。

——轮流食用冷热食物，刺激吞咽反射。例如，伴着一顿热餐，配上冷的配菜。

——避免吃坚果、烤面包、薯条、有小骨头的食物。

——避免双主食加汤的饭菜，比如牛奶配麦片，面条配汤等。

胃食管反流

食管位于胸腔内，是一种管状器官，从喉部开始，到胃部结束。它有两个括约肌，位于起始位置（上食管）和结束位置（下食管）。成年人的食管长度为 22～25cm。反刍动物可以达到 2m，如长颈鹿。

食物进入胃部后，由肌肉纤维组成的环就会关闭，以防止食物再返回食管。然后胃的分泌物开始起作用，其酸性 pH 物质胃酸便开始消化食物。

由于胃分泌物胃酸呈酸性，胃内侧的细胞已经完全适应，所以你并没有感觉到任何不适。但食管的情况并非如此，食管内的细胞不适应这种酸度，因此，食管括约肌试图组织胃酸离开胃，以一种非正常形式工作，胃酸也损害了食管的内壁，因此当胃食管反流的时候人们感到非常不舒服。

我是胃的食管反流，
还是胆汁反流？

胃的食管反流具有酸性，如果服用小苏打（水果盐的主要成分），会得到改善；但是，如果是胆汁倒流，由于胆汁盐的中和作用，它不具有酸性，即使服用水果盐，也不会得到任何缓解。

这种胃食管反流，称为也叫胃灼热，胃部有明显灼烧的感觉，如果持续时间长，就有可能发展成"巴雷特食管（Barrett 食管）"。这是由于食管下段长期暴露于酸性溶液、胃酶和胆汁中，造成食管黏膜的炎症和破坏，导致耐酸的柱状上皮替代鳞状上皮（食管表面细胞性质的变化）。它一般在胃食管上方 2～3cm 处，可由内镜诊断确诊，并可发展成食管腺癌的癌前病变。

巴雷特食管是一种癌前病变，进展为恶性肿瘤的发病率（约 0.5%），治疗必须从生活方式的改变开始（不吃某些食物、不抽烟、不吃油腻量大的晚餐等）。

以下是一些巴特雷食管的风险因素：

——肥胖症人群。

——年龄大的人群。

——白种人比例大于其他人种。

——男性大于女性。

——有巴雷特食管家族史的人群。

夜宵是多么美味！有时到了深夜，你大脑不听摆布地会去想大快朵颐。但是还是有方法去避免那些诱人的食物。

避免反流

——不要超重。

——少食多餐。

——细嚼慢咽。

——吃完不要立刻躺下，不要午睡。睡前起码要和晚餐间隔 2 ~ 3h。

——不要吃过冷或过热的饭菜。

——可以饮用一些促进消化的茶水，比如洋甘菊茶等。

——睡觉时把上半身垫高一点。

——不要吸烟。

除了这些建议，下面的食物也要少吃或不吃。

——用蒸笼、烤箱去烹饪那些高脂肪食物，来代替油炸食品带来的消化负担。

——如果你喜欢乳制品，更推荐脱脂乳品，因为脱脂更有利于消化。

——少吃或不吃巧克力，因为巧克力具有刺激性。

——少饮酒、咖啡等饮品，酒精和咖啡因具有刺激胃液分泌的作用。

——少吃肥肉和香肠。

——少吃刺激类食物，如柑橘类水果、辛辣食物、腌制肉类。

——少吃西红柿，因为它是一种非常酸的食物。

——少吃让你排气的食物，例如豆类、洋葱、卷心菜等。

——少吃高盐和高糖的食物。

案例 4
胃食管反流引起的咳嗽

几年前，一位知名的媒体工作记者前来就诊，因为他一直久咳不愈。当时他正在休假，不料，发生一场差点窒息的可怕的咳嗽。甚至在他直播工作的时候都止不住咳嗽，他很害怕咳嗽再次带来可怕的后果。医生在排除了所有过敏症后，决定做胃镜检查。

检查结果显示，他患有胃反流造成的慢性胃炎，无明显致病原因，因为没有出现像食管裂孔疝、幽门螺杆菌感染等。于是医生推荐他使用抑酸药物，试图使胃反流的物质尽可能不呈酸性，但结果却并没有任何改善。

我们从她的饮食入手，消除一切可能刺激她的食管黏膜的物质，因为由于他的之前胃反流的酸性太强了，已经让食管发炎。我们控制他的饮食，从咖啡、酒精、薄荷、柑橘、番茄、大蒜、洋葱，到整个乳制品、鱼和肉等，并介绍了一些益生菌和菌株，以尽快修复他的食管黏膜。结果非常有效，几个星期后，他的食管黏膜已经恢复，咳嗽消失了。

你能同时呼吸和吞咽吗？
您的宝宝可以！

像一些两栖动物一样，月龄六七个月以内的婴儿可以同时呼吸和吞咽。因为喉部比成人高，所以气管和食管之间的距离更大。这使得他们在生命的头几个月里能够安全地吸吮。随着月龄的增长，喉部的下降将逐渐允许他们开始牙牙学语。

胎儿通过吞咽羊水学会在子宫内吸吮和吞咽。吮吸能力从 16 周开始学习，吞咽能力大约从 32 周开始。这也是为什么在 32 周之前出生的婴儿在出生前几周很难去自主吮吸母乳。

新生儿有更发达的颊肌，位于脸颊，体积大于口腔的大小，让他们能更好地吮吸母乳。他们的舌头比成人的舌头比例大，在母乳喂养时呈 U 形。另一方面，因为乳腺有很多脂肪，帮助婴儿准确固定舌头，通过舌头的压力，更容易吃到母乳。

婴儿经常发生溢奶呕吐，这也叫作"反流"，是由于奶水到达胃里后，下食管括约肌本应该关闭，阻止食物返回食管。由于有些婴儿括约肌尚未完全成熟，不能正常工作，奶水便会返回口腔，导致胃食管反流。但是随着年龄增长，括约肌也会更

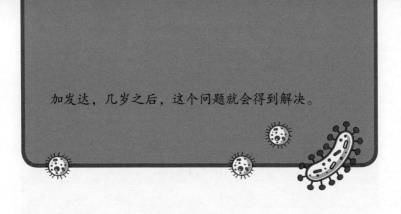

加发达，几岁之后，这个问题就会得到解决。

烦恼的食管裂孔疝

这是一种非常常见的消化系统疾病。在大多数情况下，它是无症状的，但是在有些情况下，它会产生诸多不适。要知道什么是食管裂孔疝，就必须从膈肌谈起。

15 年前，我在伦敦参观了科学博士冈瑟·冯·哈根斯实验室中的两具人体解剖的展览。那里展出的解剖人体已经去除了液体，用其他物质代替，并且呈现出硅树脂的弹性形态。这些平放的身体让我第一次从解剖学书籍中未出现的角度看待人体，其中一件给我印象最深的就是膈肌，它就像一个窗台，让肺在那里休息，通过一个非常强大的肌肉把胸腔和腹腔分割，并且完美地封闭了肋骨之间的空间。

主动脉、静脉和食管分别从 3 个洞中穿过。

此外，它由神经、淋巴和胸腔血管交叉穿过，其厚度在 3 ～ 5cm（图 1-4）。

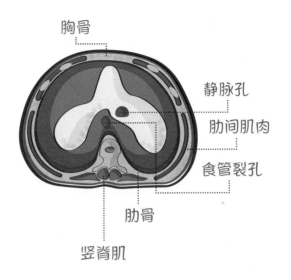

胸骨

静脉孔

肋间肌肉

食管裂孔

肋骨

竖脊肌

图 1-4

当位于腹腔的胃通过食管裂孔穿过膈肌进入胸腔时，就会发生食管裂孔疝（食管经过的孔），部分的内脏器官（主要是胃）其中一部分出现在胸腔中，这就导致胃液中浸渍的食物反流。

大概有两种类型的食管裂孔疝：

位移型或滑动型的疝：占了 90% 以上的病例。胃食管结合部即贲门（胃和食道交汇点）穿过膈肌，到达胸部。

滚动型的疝：穿过膈肌的器官不是贲门，也不是胃食管结，而是胃的其他部分。

然而，也有可能发生混合型食管裂孔疝，也就是贲门、胃食管接合胃的其他部分都穿过膈肌，到达胸腔。

在某些情况下，食管裂孔疝是由先天性畸形引起的，这些人的膈肌的间隔空间比常人大，但总体来说这个疾病还是多与后天的原因有关，而不是先天性的原因。可能的原因包括：

年龄：构成膈膜的纤维变弱，胃就能通过它

腹腔压力增高：如强烈的咳嗽和慢性咳嗽

肥胖：过量的身体脂肪会对消化系统的器官产生压力，促进食管裂孔疝的产生

妊娠：这是常见发生的，因为胎儿的发育导致器官的空间变小，胸腔和腹腔压力变大

便秘：持续时间的便秘也能导致这一疾病的产生

打嗝的反流

胃食管反流、胃灼热或食管裂孔疝的人很可能反复打嗝。

我们胃里的气体一般来自进食、嚼口香糖或是抽烟、喝碳酸饮料的时候摄入的空气。这些空气

一般位于胃的上部，当食管括约肌放松时就会自行排出。这些气体被排出的过程，也能促进更快地消化。

根据美国国家消化和糖尿病健康研究所提供的数据，我们每天能生产 0.5 ~ 2L 的气体，平均每天排出 14 次。通常气体没有难闻的气味，而是由存在于我们肠道中的细菌在食物消化过程中产生的。

在大多数情况下，我们倾向于控制打嗝，因为在我们的文化中，打嗝被认为是粗鲁的。在印度、沙特阿拉伯或马来西亚等国家，情况并非如此，例如，在阿拉伯国家，人们认为，打嗝意味着我们觉得食物很美味，很享受这一顿丰盛的美食。

在我们的生活中有一个阶段需要重视打嗝：那就是母乳喂养阶段。通过每次喂奶后的拍嗝，我们的孩子逐渐得到安慰，不再烦躁不安。但是，婴儿并不总是需要拍嗝，因为母乳里不含空气。

如果喂奶方式正确，婴儿在吃母乳的过程中不会吸入空气。但如果是奶粉喂养，婴儿就更容易吸入奶瓶里的空气（虽然宝宝们越长大情况就会越好，但还是要防止发生）。

食物到达了胃

胃的形状像一颗豆子，位于我们身体的偏右侧一点，胃负责粉碎食物，并把食物与胃液混合在一起，形成一种糊状或粥状物质，称为食糜。之后再到小肠，负责化学消化，我们稍后再谈。

人类只有一个胃，在某些情况下，它能变得非常大，相当于正常情况下的 2 倍的大小；而其他动物，如牛和长颈鹿，有一个由几个隔间组成的胃；还有的动物，如海马或鸭嘴兽是没有胃的，它们的食物就直接进入小肠。

胃每天产生约 2L 的盐酸，其功能是消除我们摄入的食物中的细菌，也有利于消化食物，获得不同的营养物质（蛋白质、碳水化合物等）。我记得当我在实验室里处理盐酸的时候，由于不小心，长袍和裤子上满是洞，因为盐酸具有腐蚀作用。但为什么我们的胃壁不被分解，答案很简单，因为胃壁被胃黏膜上皮产生的黏液墙保护，并且胃黏膜上皮每两周再生一次。

这就是为什么我们也能够消化一些骨头。

如果这一层黏液发生了改变，就会发生溃疡，导致胃部剧烈刺痛。这些黏液的分泌不仅有助于防止盐酸和酶可能造成的损害，而且还可防止胃壁因食物摩擦可能造成的损伤。

这种黏液也覆盖了整个食管壁，有着同样的功能。

　　胃可以分为两个区域：胃底和胃体。在顶部由胃贲门关闭，底部由胃幽门关闭，形成了一个封闭器官（图1-5）。胃的空腹的容量为 50 ～ 1500mL 不等，可以通过增加食物摄入量来增加容量。

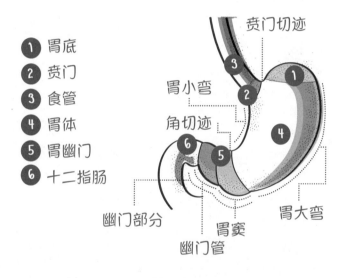

1 胃底
2 贲门
3 食管
4 胃体
5 胃幽门
6 十二指肠

贲门切迹
胃小弯
角切迹
幽门部分
幽门管
胃窦
胃大弯

图 1-5

　　当我们吃完饭后，食物几乎占据了整个胃腔。要使所有器官正常运行，胃必须尽可能封闭，这是由于胃酸如果进入食管或是小肠，就会刺激其表面，因为食管和小肠不具备抵御酸性物质的特性。

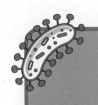

吃到撑炸

　　我们可能都听说过有一些为"大胃王"设置的比赛，给他们准备热狗、比萨、鸡蛋、里脊等，吃得最多者获胜。参与者通过增加摄入量来增加胃的拉伸能力。可是在某些情况下，有人会因为吃太多造成死亡：例如 2013 年，在西班牙穆尔西亚，有一名 45 岁的肥胖男子在参加大胃王比赛的 20min 内，因摄入 6L 啤酒而猝死。

　　你可能很想知道当吃了过多的食物时，胃是否会撑炸。一定有都多人像我一样看过蒙提·派森的电影《人生七部曲》，电影中一个超胖的男子走进一家餐馆，在饱食了一顿丰盛的晚餐和一根巧克力棒后而撑死。

　　我也还记得曾有一位母亲因为担心儿子的体重来到我的诊所，那个小男孩体重正常，而且一切发育正常，但据他的母亲说，和其他家庭成员相比，他吃得过少。

　　可是她的那些家庭成员都严重超重，于是他们也要求那个男孩子每顿都吃光盘子里所有的饭菜，所以，他几乎每天都会吐。

　　当她再次来我这里的时候，我准备了一个气

球，随着母亲告诉我她打算让孩子吃多少主食，多少菜，多少水果和多少点心的时候，我开始往气球里充气。气球迅速膨胀得像足球一样大小，然后，我让男孩站起来，把气球放在他的肚子上。膨胀的气球的大小几乎等于男孩整个小身体的大小，气球的直径甚至超过了他的腰围。

直到这时，母亲才意识到儿子的身体不能容纳这么多食物，因为除了胃，还有其他器官——肺、肠等——它们都在同一个空间。

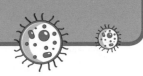

在胃里，食物的形态被胃液所改变。胃液是一种酸性极强的浅色液体，酸碱度为 0.9～1.5。成年人每天分泌 2～3L 胃液。

胃液的酸碱度不是一成不变的：它因胃内是否有食物而有很大变化。当胃是空的，它的酸碱度接近中性；而如果胃里面有食物，它的酸碱度就会下降。

胃液是由胃壁黏膜的分泌细胞分泌的，食物被唾液浸润后进入胃，再由胃液把它们转化为更简单的分子，再由小肠吸收。它与细胞和黏膜一起，合成了有利于消化的酶和蛋白质。

因此，胃液含有以下物质：

水

盐酸：它具有去蛋白质的作用，并可抑制和杀死随食物进入胃内的细菌。它能激活胃蛋白酶原，使之转变为有活性的胃蛋白酶，负责通过肽键水解，进行蛋白质的首次分解。它还通过将其转化为肽来激活肽，负责通过水解肽键使蛋白质首次降解。此外，盐酸进入小肠后能促进胰液、胆汁和小肠液的分泌。

酶：肽、胃泌素等。

内因子：与食物中的维生素 B_{12} 结合，形成一种复合物，可保护维生素 B_{12} 不被小肠内水解酶破坏。

案例 5
克拉拉的口腔

克拉拉是一个年轻的建筑系学生，她来到心理医生处的咨询，她经历了 5 年多的进食失调症，直到完全康复后，被检查出了乳糖不耐受，所以她希望通过调整饮食，避免发生某些潜在的危险。可是她的心理医生担心，如果限制某些食物，会造成再次的营养甚至不良厌食症复发。

当我给她做检查时，让我十分震惊，尽管很年轻，她的口腔状况却十分差：因进食失调症而引起的呕吐使她的牙釉质严重恶化。

这个案例充分说明了胃液的强大腐蚀力量，呕吐物的酸性程度会使牙齿最外层的牙釉质脱矿。

胃酸是克拉拉的牙釉质受到侵蚀的主要因素，但还有其他原因：呕吐后，她通过刷牙以消除异味和口腔的不适感，但这时刷牙却让牙釉质再次遭到损害，而且更容易形成蛀牙。

小心空腹喝柠檬水！

尽管柠檬水是现在大家普遍饮用的一种饮品，但我们不要忘了柠檬水会对牙釉质造成腐蚀。而且柠檬水并不具有人们想象中的某些神奇特性。

柠檬是一种酸性很强的食物，就像呕吐一样，柠檬的酸性物质会侵蚀和磨损牙齿，不仅能伤害到牙釉质，甚至有时也能腐蚀到牙龈。如果你习惯在晨起时分喝一杯柠檬水，最好使用吸管，这样柠檬水就会尽可能少地接触到牙齿。如果你喝柠檬水不是因为喜欢它的味道，而且是觉得它可以排毒或是防止某些疾病，那结果可能会令你失望，没有科学证据或是临床试验证明柠檬水可以预防疾病或者排毒，我们的肾脏、肝脏和肺，才是负责解毒的主要器官。

胃液在食物进入胃部之前，就已经开始分泌。当闻到食物的味道或是想象到食物的样子，我们的胃就会开始分泌胃液。胃液分泌一般分为 3 个时期：第一时期称为头期，大约分泌胃液总数的 30%。第二阶段称为胃期，食物入胃后，继续刺激大约 60% 的胃液分泌，这主要是由于胃壁的放松和胃肠胺的释放所产生的刺激。最后一个阶段叫作肠期，胃液分泌减少，肠道激素的分泌开始了。

胃饥饿素的重要性

这种在胃中合成的激素，有两个非常重要的功能：

——刺激垂体中生长激素的分泌。

——通过刺激增加体重的下丘脑神经元来调节能量的新陈代谢。

胃饥饿素负责通知我们吃饭的时间到了。这些激

56

素的水平在进食前增加，随着我们感到饱了的时候，就会减少。

与胃饥饿素相反，瘦素不是由胃细胞分泌的，而是由脂肪组织细胞分泌的，并且负责在良好的饮食之后抑制食欲。

在饮食摄入完成后大约 1h，胃开始排空，不过也受不同因素如食物的营养成分、酸碱度、以及个体情况和神经机制调节水平的影响。

胃的松弛和已经部分消化的蛋白质可以刺激胃泌素的分泌，幽门括约肌放松，食糜进入小肠。

液体食物在胃里排空不超过 2h，甚至在摄入后 3min 就能排空，液体的热量越高，排空速度越慢。碳水化合物要在胃里停留 2h，蛋白质需要 2～4h。而脂肪需要 4h 以上，也是在胃里停留时间最长的物质。

我们通常都不会摄入单一的食物，都是各种各样的食物混合起来的。当食物种类繁多，且包含不同的营养物质的时候，胃的排空时间会持续 4～6h。

胃的声音

我们的消化系统不仅在饥饿时会发出声音，在我们消化过程中也会发出声响，这一现象被称为肠鸣。这些声音是由胃肠蠕动的时候排出气体所产生的。因为肠道是空心的，这种运动类似于水管发出声音。在大多数情况下，这些声音是完全无害的，表明肠道在工作。

尽管听起来有些不可思议，但有的人没有胃也能活下去。有些胃癌患者不得不切除部分甚至整个胃部，术后也必须采取非常严格的恢复措施：比如摄入非常少量的食物，在某些情况下，保证身体所需的基本营养。

案例 6
卡洛斯和他 1/3 的胃

卡洛斯是一位 65 岁的瘦削男子，他的妻子陪他前来就诊。大约 2 年前，他被诊断出胃癌，经过部分胃切除（切除 75% 的胃）和化疗后，他试图恢复正常的生活。

他最担心的是自己是否营养正常。除了维生素 D 异常低，其他指标还是不错的，但他不想出门，因为他看起来面容枯槁憔悴，身体非常虚弱。

在整个治疗期间，他掉了 20 多千克的体重，其中大多数是肌肉，他每天进食异常少，从来也不出门散步。

在喝水之后，他几乎无法控制地想去洗手间。卡洛斯患有早期倾倒综合征：胃里的物质能够快速地进入小肠导致肠道内分泌细胞大量分泌血管活性物质有关。

在进食后的 15min 左右，卡洛斯开始感到抽筋、恶心、腹泻、低血糖、盗汗、虚弱和头晕。

这种综合征不仅在胃癌患者中很常见，而且在那些接受过减肥手术（如胃旁路手术）或接受过胃食管反流术的患者中也很常见。

为改善卡洛斯的倾倒综合征，我们让他做一些饮食改变：

——限制富含单糖（葡萄糖、果糖和乳糖）的食物摄入，建议服用含有蛋白质的食物，以避免低血糖。

——就餐时不喝饮料。饮品在每次用餐前后 45min 左右摄入。

——饮食方面要少吃多餐，差不多每 3h 分吃一小点食物。

——禁食超加工产品，以及高糖和高脂肪食物。

——禁饮含糖饮料，如软饮料等。

——根据蔬菜、水果、低脂蛋白质等的摄入量，定期调整饮食建议，以确保所有营养物质和微量元素指标正常。

——2 个月后，当我们再次见到卡洛斯时，他恢复了体重，并且开始外出，甚至在参加一些家庭聚会。他的身体恢复相当成功！

神秘的沙俄末代妖僧

盐酸除了可以帮助消化食物外，还可以增强氰化物等毒药的致命力量。当氰化钠与盐酸接触时，就会产生氰化氢和氯化钠。这种程度的中毒能抑制许多酶的反应，让线粒体组织缺氧，造成氧分无法输送到身体，同时它还能抑制血红蛋白和氧气结合。

$$NaCN+HCL \rightarrow HCN+NaCL$$

超过 50mg 的氰化物对人体是致命的，为什么拉斯普廷在摄入含有大量氰化物的蛋糕后没有中毒而亡呢？

只要你有一点化学常识就可以知道，氰化物在杏仁、桃核、李子、杏子等食物中有少量存在，有一种微苦的味道，是为了掩盖毒蛋糕的苦味。

下毒者事先为他提供了大量的甜酒。但是拉斯普廷没有中毒死亡，那是因为他同时服用了毒药和解药。氰化物与甜酒中的葡萄糖反应，在胃里的酸性介质（盐酸）中产生 7 个碳原子的醛分子，就不再对身体产生毒性影响。

胃病：幽门螺杆菌

有时，胃里不太好，一些病症似乎改变了其正常功能。接下来我们就来谈论最常见了胃病之一——发生在胃或十二指肠的胃和十二指肠溃疡。

胃和十二指肠溃疡的最典型的症状是胃部出现沉闷和剧

烈的疼痛，尤其是在两餐之间或晚上，有时在空腹时，疼痛则更加剧烈。某些情况下，在进食或服用一些抗酸剂后，疼痛会得到轻微缓解。

其他的可能症状是呕吐、体重减轻、食欲不振、饱胀、打盹、恶心等。严重时可有黑便与呕血。在最严重的情况下，由于血管破裂或胃十二指肠壁穿孔，食物出口受到阻碍，而造成胃出血。

随着阿司匹林或布洛芬等非类固醇抗炎药物的使用，幽门螺杆菌成了胃和十二指肠溃疡的主要原因之一：因为它产生的物质会削弱胃的保护黏液，使其更容易暴露在盐酸（HCL）和胃蛋白酶的酸值下。

幽门螺杆菌必须多加关注，现在每天都有越来越多的人患上胃肠疾病，由于幽门螺杆菌寄生在人类的胃上皮，在许多情况下没有任何症状，但是却影响了全世界约 50% 的人口。在西班牙，40 岁以上成年人的患病率为 50%。这种疾病可通过唾液、呕吐物、粪便以及食物等方式传播。

那么为何幽门螺杆菌可以在胃里生存，而没有受到盐酸的攻击呢？因为这些细菌可以产生一种酶，叫作尿毒酶，使幽门螺杆菌对胃酸度产生抵抗性。尿素酶分解胃内尿素生成二氧化碳和氨，后者的基本特征就是中和胃酸。

感染幽门螺杆菌的常见症状是：

腹部疼痛或有灼烧感：许多患者用"刺痛""像是胃里插了一把刀"形容这种疼痛。当空腹时，疼痛感更加剧烈。

想要呕吐的感觉：在晨起时感觉更强烈。

食欲不振。

腹部肿胀。

幽门螺杆菌感染是胃溃疡、胃炎和胃癌的最常见原因之一，每 10 名感染者中就有 1 人患上溃疡，不到 1% 的胃炎患者由这种细菌引起胃癌。事实上，国际癌症研究机构已经将幽门螺杆菌列为Ⅰ类致癌物质。

怎样知道自己是否感染了幽门螺杆菌

有 4 种方式可以来检测：

——血液检测。

——尿素呼气检测。

——粪便抗原检测。

——胃镜活检检测。

其中呼吸测试的灵敏度可以达到 98%，是当今该细菌检测最常见的方法。这也是一种非侵入性的、安全的和低成本的测试。

如今，对于病原体的治疗，是采用四联疗法进行根除。也就是用一种质子泵抑制剂加两三种抗生素，中国常在质子泵抑制剂外，使用铋剂加两种抗生素，铋剂可为肠道黏膜的保护剂。

研究表明，使用益生菌菌株治疗幽门螺杆菌感染的疗效与抗生素摄入量有关。乳酸杆菌植物和乳酸杆菌可以产生抗菌物质，与病原体竞争胃肠道的黏附部位，并能够调节宿主的免疫反应。由于对感染幽门螺杆菌的患者是否给予治疗的问题上存在争议，许多医生选择不用抗生素治疗那些无症状感染者和无癌变风险的感染者，但最新的指南建议对除儿童外的所有感染者予以清除治疗。

与人们普遍认知相反，压力和辛辣食物并不会造成溃疡，但是会加重症状。另外，吸烟、咖啡因、含酒精的饮品也会使病症恶化。因为吸烟会增加患上溃疡概率，并大大减慢其愈合过程，而咖啡因和酒精也能刺激胃酸分泌。所以，患者必须从以下几个方面改变生活习惯：

——戒烟、戒酒、戒咖啡。

——服用益生菌。

——服用抗生素。

——用质子泵抑制剂的处方药来减少胃酸。治疗时间应按照流程，以便溃疡愈合。

你可能对"质子泵抑制剂"这个词语不太熟悉，但是像奥美拉唑、泮托拉唑这些药物可以很容易在药店买到。

质子泵抑制剂是临床使用越来越普遍的一种药物，其本质是 H^+-K-ATPase 酶抑制剂，负责高效快速抑制胃酸分泌。其作用是长期的，胃里重新进行胃酸的分泌，从而达到清除幽门螺杆菌达到治愈溃疡的目的。

质子泵抑制剂的诞生在消化系统疾病治疗史上具有里程碑式的意义，但在我看来，现在由于这些药物被滥用，真正的问题的起源却被忽视，国际消费者和用户组织（OCU）在其网页上就对这种药物的使用提出了具体建议，例如在没有医嘱的情况下，14 天内不得连续使用。

质子泵抑制剂是有副作用的，如造成维生素 B_{12} 缺乏，此外，2017 年末发表在 *Gut* 杂志上的一项研究论文得出结论，长期使用质子泵抑制剂会增加患胃癌的风险。因此不应长期使用质子泵抑制剂。

我们到达了肠

下面我们来看整个消化系统中重要的部分之一——肠。在此之前，摄入的食物已被牙齿、舌头、唾液消化，并被胃的化学作用压碎，这个时候就是身体开始吸收营养的时候：蛋白质、脂肪、碳水化合物、维生素等营养物质，穿过我们的肠道，通过血液传播，到达身体不同部位所需要的地方。但是如果吸收方式不正确，整个肠内的消化过程就没有用了。

肠可以分为2个部分：
——小肠：吸收营养的地方。
——大肠：消化过程结束的地方。

小肠在中心

小肠是全长5～7m，直径2～3cm，截面类似于1枚一元硬币。

小肠位于腹腔之内，上端接幽门与胃相通，食物从这里进入开始消化过程，下端通过回盲瓣与大肠相连，未被吸收和消化的食物从这里排出进入大肠的第一部分。一般来说，食物可以在小肠里停留大约2h。

它位于腹部的中心部分，食物在这里进行消化过程中最重要的阶段：吸收。

小肠的长度很长，因此在腹腔内小肠是弯曲的，而且有无数个褶皱。

第一次接触小肠的时候让我着实震惊了好几天，那是在 20 世纪 90 年代末，我在伦敦参观了前文提到的冈瑟·冯·哈根斯博士关于食管裂孔疝的解剖展，在那个展览中展出了悬挂在 5m 多高的天花板上的消化器官，我们看到小肠能从天花板垂到地面。那个场景让我至今难忘，总是在想那根很长的管子是怎么放在我们腹部的。

小肠分为 3 个部分：

1. 十二指肠

十二指肠位于胃的正下方，位置固定，呈 C 形。可以接受食糜，以及未完全消化并浸了盐酸的食物。

十二指肠的肠道壁由光滑肌肉薄层覆盖，不具有抵抗酸性物质的功能。所以浸了酸性物质的食物必须由胆汁和胰腺分泌液来中和，以免肠道壁受损。十二指肠也是维生素和其他营养物质开始吸收的地方。

2. 空肠

空肠的主要作用是输送以及消化吸收与胆汁、十二指肠黏液等混合的食糜。

肠道腺分泌的肠道液体会降解碳水化合物、蛋白质和油脂等。

小肠内壁的表面是由肠绒毛覆盖，其主要功能是将小肠与血液沟通，通过这些绒毛，我们的身体就可以吸收碳水化合物、蛋白质、维生素、盐和脂肪等。

3. 回肠

回肠是小肠的最后一段，也是吸收水、矿物质、维生素 B_{12} 和胆汁盐的地方。我猜你一定想知道胎儿在子宫里是怎么进食的，众所周知，胎儿通过脐带吸收身体发育所需的营养，但脐带是如何连接母体和婴儿的呢？在胎儿体内，连接脐部和肠道的细长的管状部位称为卵黄管，卵黄管一端与回肠相通，另一端与脐部相连；胎儿的肚脐又通过和母体相连，因此胎儿可以吸收营养。母亲通过脐带向胎儿提供的营养物质就是到达小肠这里。

婴儿出生以后，这种连接方式就会发生改变。脐带脱落，7 周内卵黄管闭合，逐渐退化消失。但是如果发生脐肠瘘的情况，就会发生一种叫作"小儿梅克尔憩室"的消化道畸形疾病。

小肠弯弯绕绕，食物要在里面走很长的路，必须走很

洗衣机中的消化酶

我们今天可以在超市买到的生物洗涤剂里就

含有生物酶，可以溶解我们衣服上由食物产生的污渍。

德国化学家奥托·吕姆于1913年发明了世界上第一个生物洗涤剂。它含有一种含蛋白酶的猪胰腺提取物，能够将蛋白质的残留物分解成氨基酸，使污垢溶解在洗涤剂中。但有一个问题：由于洗涤剂的基本性质，蛋白酶的结构在洗涤剂中被破坏。

在20世纪60年代，丹麦公司 NovoIndustria 发现了地衣芽孢杆菌，并开发出能够不仅去除污渍，也能去除渔业工人衣服的味道的洗涤剂。

这种细菌产生的蛋白酶不再在洗涤剂的基本介质中变性。

今天，许多其他微生物酶也被广泛应用用于洗涤剂，如淀粉酶可以去除淀粉污渍，如粥渍，抑或是脂酶，可以去除脂肪、口红留下的痕迹。

长的路。所以，肠道内壁由一层肌肉覆盖，让食物团可以滑动，而不至于卡在里面。食物一经进入肠道后，肠道开始进行蠕动，让食物始终保持向前，再向前。

肠道屏障是由不同物质组成的能够防止肠内的有害物质进入人体内其他组织的结构和功能的总和。由生物屏障、免疫屏障、物理屏障组成，对于防御病原体入侵至关重要。

肠道上 80% 的细胞是上皮细胞，同时我们也在肠道上发现小部分其他细胞，如负责黏液分泌的杯状细胞（杯细胞）、防御素、激素，神经递质的细胞和负责抗原递呈的细胞。

我相信你听说过肠脑是我们的第二大脑。这是因为小肠是肠神经系统的一部分，其拥有一套自主神经系统，可独立发挥搅拌食物、吸收营养、排泄废物等功能，与人体健康关系密切。例如，我们身体所生产的血清素有 90% 来自肠道。在这里我要提一下，人类肠道中含有大约 2 亿个神经元，和动物的大脑一样。可独立发挥搅拌食物、吸收营养、排泄废物等功能，且与大脑相互联合和影响，与人体健康关系密切。

肠道上皮，除了吸收营养，也是接触各种食物带来的各种微生物的地方。为了防止它们改变其屏障，肠道有一定的防御机制，这种保护机制反应迅速，被称为"先天免疫系统"。

小肠上皮是由肠黏膜上皮细胞密集排列组成的，因此极其微小的物质才能通过。上皮结缔组织由一层称为基底膜的薄层覆盖，起到保护上皮细胞的作用，上皮细胞能够合成具有抗生素特性的抗菌肽或防御肽。

小肠内壁表面是由长 0.5 ～ 1mm 的小肠绒毛覆盖，构成小肠绒毛的细胞上又分布着许多微绒毛，这些微绒毛是小肠内首先接触到食糜的地方。小肠上皮的完整性取决于紧密相连的小肠黏膜细胞，那些细胞形成一层密封的细胞层，上皮细胞由 4 种不同类型连接在一起，分别是紧密连接、中间连接、桥粒、缝隙连接（图 1-6）。

紧密连接和中间连接靠近细胞的顶点表面，肠细胞横向膜通过桥粒和缝隙连接而相互作用。

肠细胞有着惊人的修复和再生能力，通常是 2 ～ 6 天就可以焕然一新。

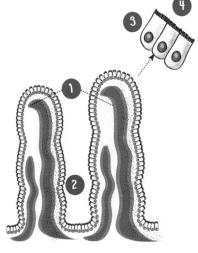

① 小肠绒毛
② 肠隐窝
③ 肠细胞
④ 微绒毛

图 1-6

微绒毛的数量越多，吸收面就越大。假如肠子没有这些褶皱，它的吸收能力就会变得很小很小，面对食物的消化和吸收，留给肠子的困难增大，我们则需要 3 倍的长度才可以维持现有功能。如果我们把小肠微绒毛的吸收面展开的话，它的表面积将比网球场还要，大约 $300m^2$。

小肠的内壁是我们的身体与外界食物接触面积最大的部位之一。健康与疾病之间的平衡在很大程度上取决于这种肠道屏障的正常运作。

正如我们所看到的，营养吸收的过程主要通过小肠内壁发生。但可能有的人会提问：营养物质穿过小肠的内壁，另一边是什么？另一边是血液，我们可以把身体里流淌的血液想象成一棵大树，树枝拥抱着器官，来自大肠和小肠的营养物质通过门静脉传播到各个器官（图 1-7）。

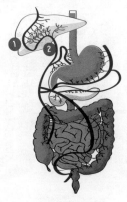

❶ 肝上静脉
❷ 门静脉

图 1-7

组成基底膜的部分细胞非常强韧，就好像一支军队，肩并肩地站着，精心筛选对我们身体有益处的营养物质穿过屏障，被身体吸收。这道屏障是可通过的，但是不意味着任何物质都能跨越：它具有选择性，只允许有益于我们身体的营养物质通过，并阻止病毒、细菌和有毒物质等。

这些细胞大军每5天更新1次，在此期间，它们日夜守候，没有休息。物质可以通过肠细胞内部（细胞胞吞作用），或细胞与细胞之间渗透（细胞渗透性）。

这个过程是井然有序的。当物质通过肠细胞运输时，每个营养物质都有一个特定的运输蛋白，引导营养物质通过细胞内部进入血液，某些物质如脂肪，必须通过胆汁转化为可溶性颗粒，才能通过肠细胞内部。

由于酸碱度、胃分泌物、胰腺分泌物和胆汁分泌物的作用，肠道消化液成为对抗微生物的第一道防线，消化酶能够将营养物质分解成更简单的分子，如脂酶或蛋白酶，也能够摧毁对肠道细胞壁有害的微生物，从而防止它们进入身体内部（图1-8）。

小肠的防御免疫系统可以掌控所有吸收步骤，检测并过滤掉那些对身体没有益处的物质，只吸收有益的物质。

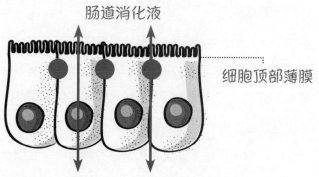

肠道消化液

细胞顶部薄膜

细胞渗入渗透性　细胞穿越渗透性
血液

图 1-8

营养物质穿过肠道壁，通过血液输送到全身细胞中发挥它们的作用。在小肠中，可以吸收大部分水、矿物质、水溶性维生素、从蛋白质中消化分解的氨基酸和碳水化合物；而脂肪，由于其非水溶性的性质，消化过程略有不同。

如果输送速度过快，吸收过程可能无法正常进行。过量的纤维、泻药或某些谷物表面的植物酸可以加速肠道输送速度。这些物质被用作抗营养素，因为它们和锌、钙、铁、镁等矿物一起的话，不能溶解于水。如果要分解这些分子，我们需要一种植物酶，而我们的身体不会产生这种酶，所以不能吸收含有这些抗营养素物质的矿物质。

在腹腔疾病中，因为肠道绒毛被破坏，导致养分的吸收能力大大降低，如果疾病没有得到正确治疗，吸收能力将更加薄弱。

小肠吸收了对我们身体很重要的营养物质，还剩一些营养性不是很高的食物残渣到达了大肠。大肠主要吸收水分，以及储存粪便。

稍后我们单独有一个单元讲解粪便，它们除了含有尚未被消化的食物残骸以外，还含有大量的细胞残留物和细菌。

营养物质被吸收以后，它们将由循环系统运输，开始超过 10 万 km 的旅程（超过地球 2 圈），随后到达将要发挥作用的地方。让我们来看一看相关的内容：

脂肪酸

饮食摄入的脂肪为身体提供大量的热量：37.64kJ/g。它们不仅是主要的能量来源，而且对细胞膜也非常重要。我们吃的大部分脂肪酸都是以三甘油酸和胆固醇的形式出现的。首先，甘油进入机体内会被脂肪酸酯化，甘油三酯被分解成脂肪酸和单糖甘油。这些连同胆固醇、脂溶性维生素和磷脂，将形成脂肪小滴，和通过胆汁盐的作用溶解成为混合微团。这些混合微团在蛋白质的促进下会穿过肠细胞膜，为黏膜细胞吸收，胆固醇等合成乳糜微粒经过淋巴进入血液循环。

碳水化合物

复杂的碳水化合物被淀粉酶分解成单一碳水化合物。

它们一经进入血液，就会流入肝脏，从肝脏被输送到身体所有需要代谢和产生能量的细胞。

血液中的葡萄糖，由于胰岛素的分泌在肝脏和肌肉中以糖原的形式储存，也就是所谓的肝糖，负责平衡身体的血糖水平。当储存了多余的肝糖时，体内会有另一个过程产生——脂质新生，通过这种反应，碳水化合物分子将转化为脂肪并储存在脂肪细胞中。

氨基酸

来自蛋白质的氨基酸可以穿过肠道屏障，直接进入血液，吸收的氨基酸先储存于人体各组织、器官和体液中，这些游离氨基酸统称为氨基酸池，在肝脏内进行分解或合成酶和蛋白质，例如弹力蛋白和骨胶原；另一部分氨基酸继续随血液分布到各个组织器官，合成各种特异性的组织蛋白质，成为我们身体的能量来源。

水和离子

每天大约有 9L 的水通过小肠。其中，大约 2L 来自食物，其余来自整个消化过程中产生的分泌物。80% 的水分被小肠吸收，19% 的水分被大肠吸收，只有 1% 的水分被排出体外。

食物提供的离子将被不同的器官吸收和使用，并具有一定的结构作用（Ca 和 Mg），将参与血红蛋白（Fe）的形成，或将成为酶（Zn）的一部分。

在我们体内产生的许多循环过程都需要有适量离子的参与，如钙、磷和镁这 3 种物质主要在肠道、骨骼和肾脏中维持浓度而发挥功能。

99% 的钙存在于骨骼中，1% 存在于牙齿、血液和其他组织中。由于身体需要维生素 D 来吸收钙，如果体内的维生素 D 没有达到指定水平，就无法产生足够的骨化三醇素（活性维生素 D），那么从食物中获得的钙就不能被正确吸收。如果发生这种情况，身体将开始从骨骼中调动钙，这会使骨骼变弱。食物中 10% ~ 30% 的钙会在小肠吸收，其余的随着粪便排出体外。

与我们所看到的多数营养素吸收过程不同，维生素的吸收过程在很大程度上取决于这些离子。

它们大多是被动扩散、自由扩散或主动输送吸收到小肠中。

脂溶性维生素 A、D、E、K 以分子微团（脂肪或脂溶性维生素等非水溶性物质可以通过血液移动）通过淋巴途径吸收，并进入血液，然后到达需要它们的组织，最后被吸收。

这些维生素很容易储存在我们的体内——肝脏和脂肪组织中——所以不需要每天食用，而水溶性维生素（B 族和 C 族维生素）则不会储存在身体里，因此必须每天摄入。这些维生素可以溶解在血液中，所以它们的旅程只需通过血液游离，而无须特殊运输机制，所以很容易被吸收。

我们看几个例子：

一些水溶性维生素，如维生素 B_1（硫胺素），如果我们的身体检测到其摄入量过少，就会启动运输机制，主动通过黏膜来运输；如果摄入量足够，它们会转为被动地运输。

维生素 B_3 存在于肝脏、肉类、鱼类、谷物和坚果中。它很容易穿过肠道屏障，储存到人体的肝脏中，然后通过血液输送到需要它的组织和器官。

维生素 B_{12} 主要在小肠吸收，是产生脂肪酸必不可少的物质。维生素 B_{12} 只存在动物蛋白中，如内脏、肉类、乳制品、鱼、贝类和蛋类等。

所以，所有不食用动物蛋白的人，如素食者，必须补充维生素 B_{12}。即使之前我们了解到，肠道中的细菌能够产生少量的维生素 B_{12}，但还是远远不够的。

80% ～ 90% 的维生素 D 是由阳光照射产生的，只有10% ～ 20% 来自饮食。它存在于动物蛋白中，如鳕鱼肝油、油性鱼类，以及动物肝脏和蛋黄；也存在于植物性食物中，如蘑菇（尤其是野生的）。钙和磷在肠道吸收是十分必要的，它有助于避免成人（特别是更年期妇女）骨质疏松症等疾病，或儿童软骨病。

维生素 D 缺乏

　　根据 2014 年发表在《英国营养学杂志》上的一项研究，世界上 88% 的人口缺乏这种脂溶性维生素，最佳值在 0.03 ～ 0.05mg/mL。

　　不久前在西班牙，在常规分析中还没有规定维生素 D 的标准值，因为人们认为，在一个阳光充足国家，人们的这种维生素一定是处于最佳值的。然而，情况并非如此。根据发表在《骨质疏松症和矿物代谢》杂志上的一项研究，50% 的 18 ~ 60 岁的西班牙人口和 87% 的 60 岁以上的人患有维生素 D 缺乏。

根据西班牙内分泌学和营养学会（SEEN）发表的一份文件，其主要原因是维生素 D 在饮食中的贡献不足，加上人们使用系数非常高的防晒产品，而且西班牙人口的很大一部分生活在北纬 35° 以上，这使得这个国家的大部分人群很难在冬季和春季合成维生素 D。

还有一些因素如老年维生素的合成减少、代谢疾病、肾或肝病、慢性疼痛、2 型糖尿病或肥胖，都能使维生素 D 不达标。

关于维生素 D 的补充，存在很多争议。2014 年发表在《英国医学杂志》上的一项研究声称，补充剂不会增加骨密度，而其他发表在 2017 年关于肌肉骨骼疾病治疗进展的论文则得出结论，补充剂可能会带来益处。

另一方面，维生素 K（K_1 和 K_2）在我们体内起着根本的作用：由于它的存在，可以有效地预防出血性疾病的发生，还可以起到固定骨骼中的钙，有着强健骨骼的作用。

维生素 K_1（植物甲萘醌）是通过食物获得的。一般存在于绿叶蔬菜和一些植物油中，如橄榄、大豆等。它在回肠中吸收，依赖于胆汁和胆盐的作用。

维生素 K_2（甲基萘醌）是由结肠中的细菌群产生的，在大肠内吸收。

案例 7
拉克尔和她的肠道菌群失调

一天，在朋友的晚宴上，我遇见了一位老朋友的女朋友拉克尔。虽然我们以前见过面，但我们从未坐在一起。

到了点菜的时候，拉克尔说，她更喜欢自己点一道菜，因为她喝不了任何含有麸质或乳糖的东西。出于职业习惯，我问她是不是有什么腹部问题或是什么食物不耐受。

她告诉我，有一段时间，她的眼睑和黑眼圈部位都患有了特应性皮炎。皮肤科医生为她开了一个带皮质类固醇的面霜，他用这种霜改善了很多，但是，一旦她停止使用，问题就再次出现。

一位医生建议她不吃麸质和乳制品，以改善炎症。果然这样坚持几周后，她的眼睛开始好转。拉克尔是对麸质或乳糖不耐受吗？不，她患有的是肠道通透性增加。

肠道通透性增加说明肠道黏膜受到了损伤，麸质蛋白和酪蛋白穿过她的肠道壁，引起体内的这种反应。因此，从饮食中消除这些食物可以得到改善。几天后，拉克尔来到我们这里，我们准备用益生菌和益生菌菌株来修复她的肠道屏障。

快乐的肠"十诫"

（1）防止滥用药物，如抗炎药（布洛芬）、皮质醇、阿司匹林和质子泵抑制剂，如奥美拉唑。

（2）只有在必要时才服用抗生素，并且始终服用益生菌以保护肠道微生物群。

（3）不要忘记饮食中的纤维：它会是细菌的食物。

（4）养成定时上厕所的习惯。

（5）减少糖和超加工食品的摄入。

（6）保证饮食的多样性：水果、蔬菜、豆类、全麦面粉、低脂蛋白质、橄榄油等多种饮食。

（7）不要过于洁癖，让你的孩子尽情在公园里沾上污渍。

（8）不要摄入过量脂肪。

（9）不要吸烟。

（10）保持体重。

最后的阶段——大肠

我们终于到了消化系统的最后一部分。让我们面对它，不带任何偏见：不要因为它是最后一个部位，也是产生粪便的地方而忽视它的功能。

大肠由盲肠、结肠、直肠和肛管组成。阑尾位于盲肠的末端，它通常在 $5 \sim 10cm$，并长期被认为是无用的。最近有研究表明，它具有免疫作用以及储存益生菌的功能，对我们的身体是有益的。

大肠居于腹中，通过回盲瓣与小肠连接，其长度大约有 1.5m。大肠接受小肠下传的食物残渣，吸收其中多余的水液，食物中的矿物质，以及利用自身的微生物合成维生素 K_{12}。生活在大肠的细菌能够产生维生素 K_2、生物素、叶酸和维生素 B_5、B_9 和 B_{12}（图 1-9）。

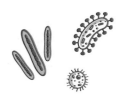

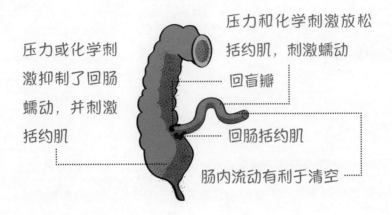

压力或化学刺激抑制了回肠蠕动，并刺激括约肌

压力和化学刺激放松括约肌，刺激蠕动

回盲瓣

回肠括约肌

肠内流动有利于清空

图 1-9

在大肠中产生短链脂肪酸和潜在的有毒物质，例如氨、胺、酚、硫黄等。

当剩余的消化物到达小肠末端，回盲瓣肌肉松弛，消化物通过这里进入盲肠。

回盲瓣是我们整个消化系统中必不可少的一个部位，它位于回肠末端，向盲肠的开口，有 2～3cm 厚，连接直径约 8cm 的盲肠。我们可以用手按下右腹股沟，在腹股沟和耻骨之间找到它，非常接近阑尾。它是一个重要的肠道传输部位。

它的作用是阻止小肠内的消化物过快地流入大肠，以便食物在小肠内充分消化吸收，防止盲肠内的消化物逆流回小肠。因为在大肠中，细菌不同于小肠的细菌，这个传输部位就负责不发生大小肠的逆流现象，从而避免微生物群的不平衡（图1-10）。

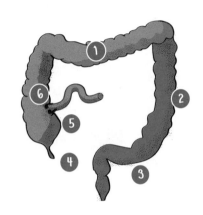

1 横结肠
2 降结肠
3 乙状结肠
4 阑尾
5 回盲瓣
6 升结肠

图 1-10

　　做过下水管道连接的人一定知道，管道与管道之间的关节处，是最薄弱、最容易漏水的地方。而回盲瓣就相当于我们消化系统中的这一"关节"。当它不能正常工作时，即所谓的"回盲瓣综合征"发生时，会伴随腹痛、腰痛、腹胀、呕吐、便秘、腹泻等症状。

　　如果我们看到大肠的里面，就会发现它和小肠内壁截然不同：大肠内壁不是由绒毛覆盖的，是由一层光滑浆膜覆盖着的。

大肠首先吸收电解质和水分，而后大肠的后半部分储存粪便。大肠运动与小肠的运动相似，但要顺畅得多。粪便到达结肠的末端后，将在那里将储存一段时间，如果一切正常，会在适当的时候排出体外。在这个时候耻骨直肠肌将发挥根本作用。我相信这听起来比肱二头肌或肱三头肌要陌生得多，但是，相信我它们很重要（图 1-11）。

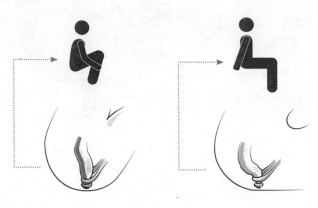

图 1-11

耻骨直肠肌呈 U 形，以环绕形式包绕直肠，将肛管直肠连接部位向前拉形成直肠角，使耻骨直肠肌在控便过程中起决定的作用。排便时，耻骨直肠肌放松，肛直肠角增大，促进排便。耻骨直肠肌收缩时，肛直肠角减小，帮助控便。

如上面的两张图片所见，蹲下时候耻骨直肠肌松弛，拉直了直肠，而其余时间，耻骨直肠肌"收紧"角度。

在检测大肠疾病的时候，最常使用的是结肠镜检查。通过插入一个灵活的长管与一个小型"摄像机"，医生可以清楚地看到大肠里面，可以采取组织样本进行分析（活检），还可以去除一些异常生长的息肉组织。在常规检查时，发现息肉并进行活检。息肉大多是良性组织，但是必须切除，因为其中一些有发展成癌变的可能。

大肠的一些最常见的疾病有：

憩室炎：憩室是主要在结肠中发现的一个个凸起的小袋子。当它们发炎或感染时，才能引起憩室炎。轻度感染可以采取饮食治疗或服用抗生素治疗，而重度憩室炎则需要手术治疗。

肠易激综合征（IBS）：其症状是腹胀、腹痛、腹泻、便秘或多种症状交替。正如我们以后将看到的，肠易激综合征与肠道菌群失调密切相关。对于它的治疗，要进行适当的饮食来恢复良好的微生物群。

克罗恩病：这是一种自体免疫性疾病，通常在小肠末端和大肠起始端存在不明原因的炎症，它是以它的发现者克罗恩博士的名字命名的。它的症状多样且复杂，主要取决于炎症发生的地方：腹泻、腹痛、虚弱、体重和食欲下降、关节疼痛等。在治疗中，一般使用皮质类固醇、免疫调节剂和新型生物制剂治疗，患有这种疾病的人必须非常注意饮食，不要吃那些让他们感到不舒服的食物。

总结
用鸡肉和蔬菜消化海鲜饭

想象一下，有一天在午餐时间，你准备了一盘海鲜饭、蔬菜和鸡肉。从第一口开始，你的牙齿，连同舌头和唾液，将食物开始软化、粉碎、研磨最后成为食物团。我们不会像仓鼠一样把食物团存在腮帮子里，但当食物被压碎到一定程度的时候，我们就吞下它。

我们花费在咀嚼上的时间取决于几个因素：食物的类型（碳水化合物、蛋白质、脂质等）、分量的大小、烹饪方式、菜的色香味（我们都有吃饭很快的经历，因为饭菜很美味）和饥饿感。我们咀嚼的时间越长，消化效果就越好。

如果我们在电脑前或电视机前吃饭，咀嚼就几乎是自动进行的，而且咀嚼得不够，这可能导致很多消化问题，或吞咽下去空气。如果这样吃一顿饭，而且吃得太快，很可能会一下午肚子肿胀得像一个气球。

当我的孩子开始学习使用餐具的时候，如果他咀嚼得不够，我不会让他往嘴里放下一口。给大家一个建议供参考：一顿饭最好要用 20min 左右的时间来吃完。

正如我们前文探讨的，嘴里是人体第一个负责消化的地方，主要提供能把食物分解成化学物质的蛋白质和酶。

唾液淀粉酶：唾液中的唾液淀粉酶将 5% 的碳水化合物（米饭和蔬菜）分解，其余 95% 由胰腺淀粉酶分解。

舌脂肪酶：消化食物中少量的脂肪。

口腔中形成的食物团接下来被我们吞咽，吞咽食物团还是一种主动的消化步骤，而从这一刻起，我们的身体即将开始进行无须我们参与的消化过程。

米饭、蔬菜和鸡肉块到达消化的储存器官——胃部。在接下来的 2 ~ 3h 里，胃会容纳盘子里所有的米饭，并开始运动，将其与胃液混合，并将其转化为一种叫作食糜的黏糊状物质。在此期间，食糜是这样形成的：

（1）大米和蔬菜会变成简单的碳水化合物，只在胃里通过，而不在胃里消化，其通过速度取决于水合物的血糖负荷（碳水化合物中葡萄糖含量对血糖的影响的值），大米（高血糖负荷）会在蔬菜（低血糖负荷）之前通过。

（2）鸡肉会转化成为蛋白质，将在胃里停留很长时间。一般来说，一块牛排在胃里可以停留长达 6h，然后才能完全排空。

（3）橄榄油对于海鲜饭来说必不可少，可它也将成为之后要着重消化和分解的脂肪。它在胃部几乎没有什么变化，但它增加了在那里的其他食物停留的时间。脂肪越多，其他食物停留的时间越长。

鸡肉中蛋白质到了胃里会立即产生反应，即胃泌素的分泌。胃泌素是一种消化蛋白质的激素，这种激素会促使胃酸的增加，在胃里产生一种酸性介质，将胃蛋白酶原（非活性形式的酶）分解成为肽（活性形式的酶），使鸡肉分解消化20%。另一方面，胃酸起到杀菌剂的作用，消除鸡肉携带的可能对我们身体有害的病原体。

当我们吃了一半的饭菜时候，会发生两件事：

——我们开始吃得慢了，因为蛋白质到达我们的胃部，并向大脑发出饱腹信息。

——产生胃肠反射：食物到达胃部会加速小肠排空的速度。因此，有些人在吃饭时会感有想清空肠子的感受。

谚语说，饱食后反而冷。这是因为当我们处于食物消化和吸收的 3～5h 的时间里，来自四肢和大脑的血液都集中在腹部以收集营养物质，所以导致寒冷和困倦。当食物只包括碳水化合物时，例如蔬菜米饭和一杯酒，这种感觉会更加强烈。这是因为此时的身体产生了胰岛素峰值。

当我们吃一顿只由碳水化合物组成的饭菜时，一旦这些分子分解成更简单的分子，并越过了肠道屏障时，胰腺就会分泌出胰岛素，维持身体的血糖水平正常化。届时，部分碳水化合物将以糖原的形式储存在肝脏和肌肉中，如果我们的血糖水平仍然升高，就会引发一种反应，为脂肪生成，即碳水化合物分子以脂肪的形式储存在脂肪中。

吃完米饭，或者喝完一杯红酒以后，由于胰岛素峰值的产生，会感到疲惫和困倦。如果我们摄入含有大量蛋白质的碳水化合物，这种情况就不会发生。因为蛋白质可以激活胰高血糖素的分泌，它是一种胰岛素的对抗激素，可以抵消这种影响。

消化时间	
口腔	0.3 ~ 1h
胃	2 ~ 4h
小肠	3 ~ 5h
升结肠	1 ~ 2h
横结肠	24h
总计	30.3 ~ 36h

第二章

····························

粪便

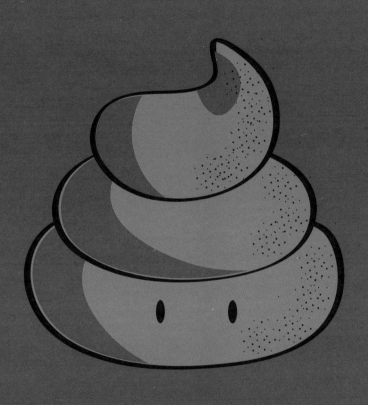

"屁屁"，这是孩子们学到的第一个词，也是他们婴幼儿时期重复最多的单词之一。我们称之为"排泄物""粪便"或"大便"等其他不太通俗的术语。

尽管提到它略显粗俗，但它确实值得在这本书中单独写一章，因为它和吃饭是一样重要的。有趣的是，一直以来这好像是一个禁忌话题，在书店里，我们发现有数百本图书讲解吃什么、怎么做饭等。却很少发现有谈论排便的书籍。可是，坐在马桶上却是我们几乎每天都要做的事情。

在新闻和报纸中也很容易看到关于健康饮食的方法，但我们却找不到关于如何正确地坐在厕所里的指南，多长时间去排一次便？可是这些问题是十分重要的！

年幼孩子总是自然而然地谈论他们的粪便（有时甚至让人头大），总是毫不羞涩地告诉大人他们排便的次数以及它的颜色和质地。但随着年龄的增长，围绕粪便的话题开始变得神秘，最终成为一个禁忌。

那么，现在是摆脱这些偏见的时候了，原因很简单：我们的粪便给了我们很多关于身体健康状况的信息，我们要完全了解它们，而不应该忽视它们。

粪便成分

你可能从来没有想过你的粪便是由什么组成的。答案是，它含有 75% 的水、10% 的活细菌、10% 的死细菌以及 5% 的未消化的食物（图 2-1）。

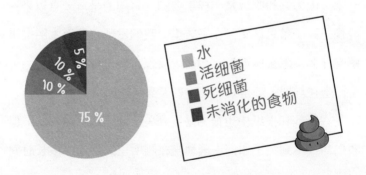

图 2-1

粪便这个话题在古代宫廷不像现在这么私密，在公元 1500—1700 年间，英国国王有一个信任的专人负责将王室的粪便交付给仆人，避免有人窥探国王的身体健康状况。虽然这是一个非常不愉快的工作，但这也是一个近距离接触国王，并受到国王信任的工作。

粪便男仆是和国王的亲密无间的人，所以他掌握许多关于国王私人事务如睡眠等的内部消息。如此重要的工作必须由贵族或贵族的子女担任，其中有些人也因为国王的信任，后来成为国家的神父。

如今我们只在身体出现问题的时候才会关注粪便的健康，此外，我们家里的厕所无法帮助我们看清粪便的样子，大多数时候，随着马桶冲水，我们几乎看不见它。

所有马桶都不一样

在欧洲主要有 3 种类型的马桶：

德国，排水孔在前面，使得粪便不会立即冲下。这种马桶在大多数的北欧国家使用。

法国，这也是西班牙最普遍的。排水孔位于后面，使粪便可以立即随着冲水而消失。

英国，马桶内有一半水，粪便可以暂时浮动，并方便查看。

现在由日本开创的智能马桶正变得流行起来。它们更新颖，功能更强大：他们有位置传感器、加热功能、冲水功能，甚至音乐！也许在未来，他们也将包含一个粪便分析方法，这将使我们能够研究我们的排泄物，预防疾病。

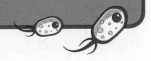

粪便也有许多种类

并非所有的粪便都是一样的——请原谅我们在这里讨论这个话题——我们可以根据不同的标准对它们进行分类：

坚硬度

如果你的粪便过稀，一定是消化中出了什么问题，也就是腹泻。这有可能是肠道内运输速度过快，导致食物没有在肠道内停留适当的时间。我们之后也将会了解到，液体粪便也可能是由于严重的便秘（宿便堆积）、不耐受或其他原因。

而便秘同样也是非常不好的，因为累积的粪便在我们的肠道中停留了过长的时间，会导致身体的水分过度丢失。

科学家希顿和刘易斯在 1997 年，设计了布里斯托大便分类法，根据形状将粪便分类为 7 种类型。

两人对 66 名年龄在 15 ～ 62 岁的杂食志愿者进行了一项研究，他们在过去 3 个月里没有服用过任何药物，经过 9 天的时间来观察他们排便的次数、形式、外观等。随后让他们服用身体可以接受的最大剂量的泻药或止泻药，再次观察排便次数、形状和外观等。就这样布里斯托大便分类法诞生了。

为了验证分类的科学性，随后他们又进行了一项 838 名男子和 1059 名女子参与的研究，并观察到，最常见的排便类型是第四型粪便。

第一型：一颗颗硬球，很难排泄。它们是长期在肠道中停留的粪便，表明有便秘、脱水、低纤维饮食等现象。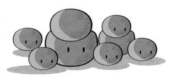

第二型：由许多小块组成的一块便便。它们也是第一型的一种情况，这也表明粪便在肠道传输时间过多，有便秘的情况发生。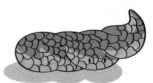

第三型：香蕉形，但表面有裂痕。可以认为是正常的大便，它们的形状表明，与之前肠道传输过程过长的粪便相比，在肠道待的时间趋于正常。

第四型：香蕉形。它的排出毫无困难，冲水时不会留下任何痕迹，那么恭喜你，你有一个均衡的饮食和良好的消化。

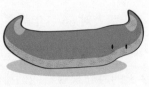

第五型：表面光滑的柔软块状。这种粪便通常在肠内很快通过，这些人可能每天排便不止一次。多余的液体也表明，它们通过的速度快到让水分没有时间在大肠中得到吸收。

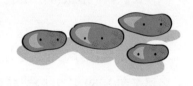

第六型：边缘模糊的柔软片状。这表明有轻微腹泻，或出现在紧张的情况下，或出现在一直忍着不上厕所的时候。

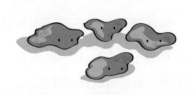

第七型：水状，无固体块，完全液体。这种粪便完全难以控制，这意味着身体没有从食物中吸收水、电解质和营养物质。如果是由于长期便秘造成的腹泻，也会伴随第一型的排泄。

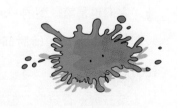

三天规则

　　腹泻后便秘是很正常的。这是因为大肠已经完全排空，但在升结肠和横结肠的部分，粪便仍然是液体；然后通常需要两天时间，当降结肠再次充满排泄物并准备排泄的时候，就会进行另一次正常排便。

　　这是发生在一个朋友的父亲身上的真实经历，这位 82 岁的老人已经连续腹泻了一段时间了。他几乎停止进食，并服用抗腹泻药，试图减少腹泻。但是情况却进一步恶化，因为该男子患有严重的便秘：直肠中粪便的积累，以致在升结肠的排泄物仍然以液体形式排出。

形状

　　由于我们的肠子是圆柱形的，所以粪便可以呈现香蕉或小球的形状。大多数动物的粪便也是差不多类似圆柱形，但是有一个例外：袋熊，是一种体形像熊的澳大利亚有袋动物，它们的粪便的形状是方形的。

　　加利福尼亚大学的研究人员研究了为什么这种动物的长度不超过 1m，看起来像泰迪熊，他们方形的粪便也不超过 2cm。他们的结论是，这种动物的肠壁部分有弹性，部分则是比较硬的，而硬和弹性的部分恰好组成了一个方形的形状，这样食物的残渣在经过肠道挤压后，就极容易形成形状。

颜色

如果我们让一个蹒跚学步的孩子在纸上画一个粪便，他会把它涂棕色。但是粪便为什么会是这种颜色呢？我们的身体每天制造大约 2 亿个红细胞，红细胞负责将氧气输送到身体的各个部位，并将其交换为二氧化碳，最终由肺部排出。

红细胞的寿命很短，通常只有几个月，身体会代谢掉那些退役的红细胞，但在去除它们之前，为了拥有新的来代替它们，就把所含的血红蛋白降解，以回收铁离子。从血红蛋白的退化中，就出现了一种橙黄色分子——胆红素。

胆红素进入肝脏，以胆汁的形式排泄到消化道中。由于我们肠道中存在细菌，使胆汁酸分子降解，得到尿胆原，它有两条路可走。90% 将通过粪便去除，肠道中的细菌将这种分子转化为固醇，这就给粪便带来了典型的棕色。另一方面，10% 的尿胆原将被重新吸收并运输肾脏，在那里它会转化为尿胆素，一种给尿液带来黄色的分子。

粪便正常情况下是棕色的，如果出现别的颜色，这可能表明身体出了些问题。

粪便的颜色	可能的饮食原因	其他的原因
绿色	摄入了某些绿色蔬菜，或者绿色的食物	可能发生于腹泻时。食物通过肠道的速度过快，胆汁没有时间完全分解。绿色的粪便有时看起来很黑，以至于和黑色混在一起
黏土色	仅摄入乳制品和某些药物，如抗酸剂	粪便上的白色是由于胆汁缺乏或胆管堵塞引起的
黄色	乳糜泻患者进食了麸质	在乳糜泻中因吸收不良而导致粪便中脂肪过多

粪便的颜色	可能的饮食原因	其他的原因
红色	食用辣椒、红椒、番茄汁等食品，或食用红色的食品，如红色的谷类食品	大肠出血，或摄入某些颜色为红色的药物，如阿莫西林
黑色	摄入黑色的食物，如甘草、黑葡萄汁等	胃出血或食用铁补充剂

气味

　　粪便的气味让人难以忍受，但是难闻的气味也会表明身体的某些问题。

　　在我们的肠道的最后阶段，也就是在大肠中，细菌促使未吸收的食物残留发酵，于是产生醋酸、丁酸、丙酸、乙醇、胺、氨和硫化氢等物质。色氨酸（一种氨基酸），如果没有被我们的血液吸收，也会被这些肠道细菌降解，并转化为一种叫作靛基质的毒素，导致有机化合物粪臭素的产生。粪臭素连同硫化氢，让我们的粪便有其特殊的气味。

粪便的气味可以帮助我们知道我们体内食物运输的速度是否正确。在一顿饭中只吃木瓜，然后观察排便就足够了：如果粪便散发出木瓜的特异性气味，并呈现发红的颜色，我们就可以得出食物运输完毕的结论。

其他要素

还有一个重要的事情，那就是我们的粪便留下的痕迹：如果我们必须用很多卫生纸来清洁，说明身体有些不太好。动物根本无须使用卫生纸，而且也不肮脏，如果你养狗，你就会知道它们排便后毫不费力的清洁方式，总体来说，它们排便后并不脏，所以我们人类也应该是一样的。

还有另一个问题应该多加留意，那就是粪便是否漂浮：马桶不是泳池，粪便不应该漂浮。但是如果出现这种情况，说明它们含有大量的甲烷气体，与血清素的下降有关。在肠道中，90% 的人体血清素是由必需的氨基酸和色氨酸产生的。由于血清素是褪黑素的前体神经递质（可以使我们睡得很香），所以如果你的粪便漂浮，可能会有睡眠问题。

粪便的漂浮还有可能与吸收不佳或是肠道菌群失调有关。

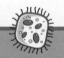

第一次排便

做父母的人都知道宝宝第一次排便有多重要，我们称之为"胎便"：是的，那是非常奇特的黑色或深绿色的黏稠又有些硬的物质。它形成于妊娠的第 4 个月，必须在出生后的 24 ~ 48h 排出，有的可以到 72h。

胎儿在母体内会吞下羊水以保持清洁，羊水中所含的所有物质都留在胎儿体内形成胎便，而干净的羊水则被排回子宫。

胎便是由水（85% ~ 95%）、黏液、胆汁、从婴儿消化道和皮肤脱落下来的细胞、肝脏的分泌物、胎毛、胎脂、羊水等物质，以及母体的微生物组成的混合体。

婴儿也可以在母体内将胎便排出到羊水，但有因吞下胎便而造成肺部感染的危险。其实不必过于担心，绝大部分情况是在出生后的几天排出胎便。

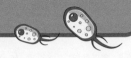

什么是完美的粪便

（1）每天1～2次，比较准时。有时女性可能会两天排便一次，不过不算便秘。

（2）粪便在体内停留不要超过38h。如果想知道自己排便的大致周期，可以用木瓜或者甜菜根做一个试验，根据粪便的颜色来推断。

（3）排便的感觉不急不缓。

（4）排便很容易。

（5）排便之后有身体清空的感觉。

（6）表面结构紧密，不坚硬不干燥。

（7）也不是很软，可以很容易地用纸清洁。

（8）没有食物的颜色，也没有血。

（9）颜色呈润褐色，但是不发黑。

（10）可以很容易地冲下去，也不漂浮于马桶内。

（11）气味不至于过分刺鼻而难以忍受。

重要的姿势

2003年，日本科学家对32人进行了排便的X线检查，找出最好的排便姿势，他们得出结论认为排便最合适的姿势是蹲着。

我有一位在中国生活多年的药剂师朋友总是惊讶于在中国泻药销售几乎为零。原因是什么？原来他们常做蹲的动作，这使得肠内的运输更加顺畅。而他们经常吃的食物类型，比如水果、蔬菜、粗粮，以及低加工食品也让他们的肠道更加健康。不过随着西方饮食习惯越来越普及，他们可能将不得不开始服用泻药。

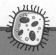

图书、杂志、电影

以前很多人习惯上厕所的时候读点书、杂志甚至读洗发水上的说明什么的，有的人甚至还要做一些填字游戏边上厕所边放松。如今大多数人都习惯上厕所时看着手机，尽管有时不太方便。巴塞罗那大学微生物学系在2015年进行的一项研究显示，移动设备屏幕上的细菌是厕所本身的30倍。手机里的细菌数量和种类几乎与厨房里的细菌相当。

上厕所并不意味着花几个小时坐在马桶上，布埃尔的电影《自由的幻影》中有一个桥段：一对情侣被邀请到一所房子里做客，那里大家围坐在一张桌子旁，好像要吃饭一样，但实际上，他们并不是吃饭，而是坐在马桶上抽烟、看杂志和闲聊。

你们可能不相信，厕所也有国际日：每年的 11 月 19 日为"世界厕所日"。其实坐在马桶上并不是一个最佳的姿势，正如朱利亚·恩德斯在他的《消化》一书中解释的那样，坐姿可能会使排便变得困难。

所以你可能问，上厕所最佳的姿势是什么呢？那就是脚分开蹲下来，身体稍微向前倾斜。

听起来容易做起来难。蹲着排便不仅仅是蹲下来用力挤压。如果我们挤得太过用力而且恰逢干燥，可能会导致出血甚至肛裂。

痔疮是一种常见的疾病，伴随频繁的疼痛，大约 3/4 的成年人会在生活中的某个时候患有这种疾病。其实它们只是静脉肿胀，而肛门和直肠的静脉充血肿大导致疼痛和出血。在直肠的叫内痔，而在肛门的叫外痔。怀孕的妇女也可能在妊娠的后几个月患上痔疮。

症状如下：

——便后清洁时发现有轻微的出血。

——肛区瘙痒和刺痛。

——肛门周围有炎症。

一旦出现痔疮，建议增加纤维和水的摄入量，使粪便更柔软，更容易排出。

一天中的任何时间上厕所都可以，取决于个人情况。建议早上，但有时早上时间匆忙来不及。

早上排便更容易的一个小窍门：吃早饭的时候把双脚略微抬高。

有些人每天上3次厕所，有些人每周上3次。这两个频率都属于正常值。不正常的情况是几天都不去一次厕所，特别是女性经常发生这种情况。

由于排便问题，很多女性朋友没有任何节制地自行服用泻药多年。不过我想告诉你：别担心，如果我们每天喝足够多的水，吃足够的水果，摄入足够的蔬菜和谷物，身体吸收了足够的纤维，我们就不必担心，不是每天排便也没关系。

案例11
奥利维亚很少上厕所

奥利维亚只有5岁，当她第一次来到我们这里时，她什么也不说，连一幅画也不想画。她的妈妈告诉我们的，她一直有严重的便秘。我们做的第一件事就是查看奥利维亚的饮食，和妈妈聊聊他们是如何缓解她的问题的。

奥利维亚下午 5 点左右放学回家，到家后吃点三明治、香肠、酸奶等零食，之后她会去厕所里坐上至少 0.5h，看看能否大便。如果不能，妈妈会给她温水灌肠。

当奥利维亚意识到我们在谈论这个话题时，她开始感到不安。她害怕从学校回来，更害怕那些妈妈经常给她做灌肠的甘油栓剂。

这个问题不在于小女孩整天吃什么，因为她的饮食、水果、蔬菜和谷物比例相当均衡。女孩的问题是，她的妈妈不明白其实不必每天都上厕所。女孩妈妈每天上 2～3 次厕所，她不理解女儿的肠道转运速度为什么比她慢，所以她必须帮助奥利维亚灌肠、服用泻药等。她不知道便秘的意思是每周排便 2 次以下。

奥利维亚只有 5 岁，不太可能独立上厕所排便，每次妈妈给她灌温水时，都会清空她的大肠，所以她经过几天也没有排便的感觉是很正常的。

一个月后我们再次见面，孩子已经恢复正常：奥利维亚每周上 3～4 次厕所，这一次，她在办公室里不停地说话，还送了我一个小礼物，我至今珍藏。

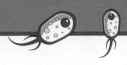

你会便秘吗？

便秘不是一种疾病，而是一种症状，在西班牙，它影响 12% ~ 20% 的人口。根据西班牙消化系统协会（FEAD）出版的《预防和治疗便秘指南》，便秘是一种症状，女性便秘概率是男性的 2 倍。病例也随着年龄的增长而增加：老人便秘的可能性是年轻人的 3 倍。

根据 2000 年对近 1500 名病人进行的调查，一位经常外出就餐的女子，每天喝不到 1L 水，很少吃豆类或谷物，不经常吃水果，每周几乎不喝酸奶，也很少做体育锻炼，经常抑制排泄的欲望，并服用一些如抗抑郁药的药物。

案例 2
伊玛的便秘

你们可能会发现，这些案例都是女性。这是因为大多数便秘病例都发生在女性身上，下面我来告诉你伊玛的情况。

她和她的母亲以及 3 个姐妹住在一起，从未过多地注意她们排便的频率。她习惯每周上 3～4 次厕所，尤其在月经期间，排便更规律。当她和现在的室友桑迪住在一起时，她开始注意到室友桑蒂每天按时上两次厕所，分别在早餐后和午餐后。

伊玛随后开始认为自己有严重的便秘问题。她去了草药店，得到一个"天然"的草药泻药，几周内便开始服用。

几年后，伊玛发现自己离开草药就不能自然排便了，随着怀孕，情况变得更糟糕，于是她觉得自己应该是做错了。

在分析她饮食的过程中，我发现她纤维的摄入量几乎为0，因为她不吃水果，也几乎不吃早餐。工作中，她经常坐在电脑前点外卖，之后便去学校接孩子。

所以我们必须要调整饮食。我们首先为她定制了丰盛的早餐，全麦面包、火腿、水果和橄榄油。其次，必须要坐着吃早餐，把双脚放在一个小凳子上，最后放松身心去厕所。

我们还建议她做运动，以改善肠道转运。伊玛参加了每周两次舞蹈班，此外，她所有的餐食还包括蔬菜沙拉、鸡蛋、甜点和有皮的水果。

必须要放弃超加工食品，用全谷物来供应身体所需的纤维，像伊玛这种情况，也要喝大量的水，让食物团变得更加柔软，更利于消化，而且服用一些益生菌，因为益生菌对于改善肠道菌群是十分必要的。

伊玛的便秘改善很慢，但是我们让她逐渐地戒掉了泻药，因为那些泻药只是在服用后向大脑发出该排便的信号，其实可能并不需要排便。

罗马不仅是意大利的首都，也是自 1992 年以来世界消化系统病理专家举行会议的地方，罗马委员会根据功能性胃肠病制定了罗马诊断标准。

根据 2016 年公布的罗马Ⅳ标准，患有便秘的标准是，连续 3 个月，或者有以下两种或两种以上的症状：

——25% 的排便困难。

——25% 的粪便较硬（布里斯托分类 1 ～ 2 型）。

——25% 的排便有肛门阻塞的感觉。

——25% 的排便需要手法辅助。

——每周少于 3 次的自然排便。

但是，并非所有的便秘都是一样的。最常见的就是慢性功能性便秘，是由低纤维摄入和缺乏锻炼引起的；还有一种就是器质性便秘，可能是由于某些药物（如铁补充剂）的补充或内分泌代谢失调，神经系统问题或神经肌肉疾病导致的。

膳食纤维比泻药更好

与许多人的想法的相反，便秘的解决方案并不是泻药。如果发生便秘，第一件事就是要检查我们的饮食习惯，一般建议在白天要喝大量的水，多吃富含膳食纤维的食物，多做体育运动。

西方人平均每天的膳食纤维摄入量为 10 ～ 15g，最好将其增加到 30g（逐渐增加，防止胀气），以增加排便量，并减少食物留在结肠的时间。

诚然，这种疗法对便秘的改善远比泻药慢，但泻药不可取，因为会导致一些基本营养素不被身体吸收，如脂溶性维生素、铁和钙。即便如此，有时也不得不使用泻药。

并非所有的泻药都是一样的，有以下几种类型：

容积性泻药：其效果与膳食纤维非常相似，它们可以增加肠道内食糜团的大小，刺激肠道的流动性，让人有排便的感觉。其效果不是立竿见影的，可能需要几天时间，而且会有让人腹胀的缺点。有时，它会导致铁和钙等元素的不吸收，代表性的药物有琼脂、西黄氏胶、甲基纤维素。

高渗性泻药：这类泻药在肠道中具有吸水性，使肠道内的容量增加，因此服用时必须喝大量的水，避免肠道阻塞发生。这类泻药的缺点是造成腹胀和肠痉挛。代表药物有硫酸镁、镁盐和磷酸盐等。

润肠泻药：可软化粪便，处理粪便中的脂肪，包于粪块外，使之易于通过肠道。代表的药物有甘油、石蜡等，它们作为润滑剂，促进粪便排出。这类泻药缺点是去除脂肪会干扰脂肪溶性维生素（如 A、E、D 和 K）的吸收。

刺激性泻药：这类泻药通过减少肠道中的液体和电解质来增加肠道流动性。它的作用比之前的药见效快得多，但它的使用必须非常短暂，从长远来看，这种泻药会导致电解质失衡。代表药有番泻叶、大黄、芦荟等。

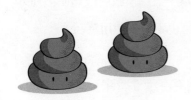

当荷尔蒙变得疯狂

　　许多女性在月经期和排卵期由于激素改变，会发生便秘。也有的女性恰恰相反，在这期间由于雌激素的减少导致结肠中有更多液体，排便会更频繁和顺畅，我会在专门讨论益生菌的章节中，详细讲解如何帮助缓解腹泻和便秘。

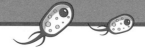

我们的伙伴——屁

　　现在还不能结束粪便的章节，因为还要讲解一个和我们形影不离的伙伴：屁、胀气、气体代谢、矢气……

　　每个人的屁都不一样，有的有声音，有的没有，有的有难闻的气味，有的没有。但是为什么有的这么难闻呢？这里的秘密在于它的"成分"，所有这些气体都含有氮气（70% ～ 85%）、氢气（0% ～ 50%）、二氧化碳（10% ～ 30%）、甲烷（0% ～ 10%）、氧气（0% ～ 10%）和一些有刺激性气味的气体（如硫化氢和二氧化碳等）。

这些气体都是由肠道细菌和我们吃喝或嚼口香糖时吞咽的空气共同产生的。我们进食时吞咽的氧气有 5%～15% 通过小肠进入血液，血液将二氧化碳带入小肠，会与细菌分解食物时产生的未吸收的氧气或一些气体结合，最后产生屁。

屁的气味是由硫酸、粪臭素、吲哚（由肠道细菌对色氨酸的代谢产生）、挥发性胺和挥发性脂肪酸产生的，它可以和指纹一样具有个人的特点，并且几乎完全取决于摄入的食物，因为它是由肠内的细菌和食物残渣制造的。

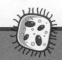

屁的收集

有趣的是，科学家直到 1998 年才能够分析识别出这些从我们体内逸出的气体的成分。科学家迈克尔·莱维特（2013 年诺贝尔化学奖得主）设计了一个灯笼式的裤子，可以收集释放出来的气体并进行分析和研究。这项研究由 16 名志愿者参加，他们吃下菜豆，让这种裤子充满气体。这项研究显示，女性的屁比男性含有更多的硫化物，所以气味更差，而女性放屁也多于男性。

大多数人每天有 14 ～ 20 个屁，不要抑制这种感觉，因为如果体内积聚过多气体，则会使胃壁和肠壁扩张，产生类似于心脏病发作的疼痛。

随着年龄的增长，由于身体内微生物群的改变，肠胃胀气也会增加。

我们每天的饮食会影响身体里为细菌准备的"食物"，细菌最喜欢用红肉、鸡蛋（含有大量的硫元素）、花椰菜、洋葱、大蒜、萝卜、脱水水果和豆类等来制造这种气体。

此外，某些药物或溃疡等消化系统疾病也可以增加我们肠道中的气体含量。压力、焦虑、食物咀嚼不充分或便秘也会影响我们肠道中的气体含量。

在太空中放屁

在地球上放屁是一件微不足道的事，不过在太空中，一切都会改变。宇航员乘坐的太空舱非常狭小，而且密封，稳定性差，如果和含有甲烷和氢气的屁混合，就会极易释放易燃物质。1960 年的一项研究专门分析宇航员在太空期间的饮食，以尽可能减少他们排放的气体，可想而知，豆类是不可能存在于宇航员的食物中的。

此外，美国宇航局宇航员服还配备了活性炭过滤器，专门收集宇航员在太空中排出的气体。

长期以来，宇航员的饮食都是为了满足他们的营养需求而特别研究开发的，饱腹感持续时间很长。此外，近年来，他们的食物营养越来越丰富。随着宇航员的任务越来越多，待在太空的时间越来越长，他们的食物也愈发具有良好的感官特性。

那么太空中的基本食物应该是什么样子？总体上，这些食物要具有高营养和高热量，这样在体内就不必大费周章地运送。同时，这些食物产生的废物要尽可能的少，因为空间中的废物处理也是个不小的问题。

在生理层面上，宇航员也会出现食欲不振、免疫力下降、血细胞减少以及口渴的现象。太空中的低重力会影响他们的骨骼，因此，他们的饮食必须含有丰富的钙，提供必要的维生素D和镁，以帮助他们补充骨骼中的钙含量。

此外，太空饮食中碳水化合物的比例必须明显降低，从而避免肠道内食物发酵并减小粪便的体积。

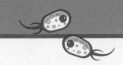

第三章

··

微生物和微生物群

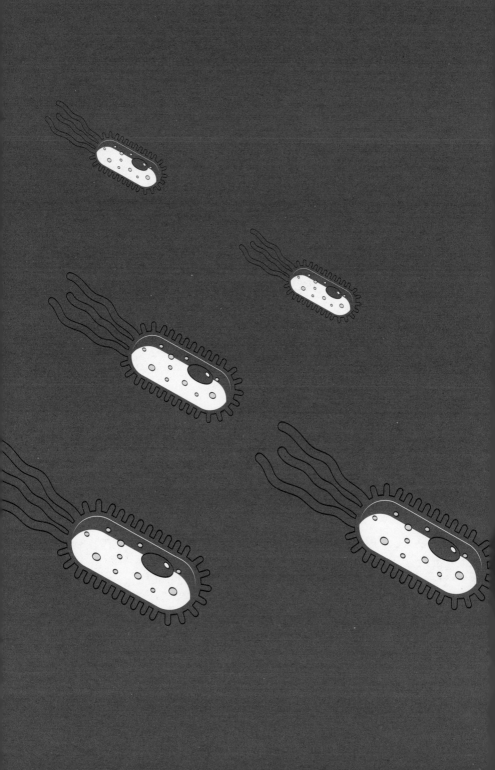

微生物群

如果我告诉你，我们的身体充满了微生物，这些微生物使我们独一无二，你会怎么想？

许多人惊讶于我们与庞大复杂的细菌群的完美共生，在我们生活的地球上很难找到一个没有细菌或病毒的地方，人类也永远无法摆脱细菌的菌落形成，就算我们坚持每天洗澡，每天多次洗手消毒，我们也依然会不断接触细菌，因为细菌就在我们体内：结肠是世界上细菌最密集的生态系统之一。但是不要惊慌，这不是个坏消息。

"共生（simbiosis）"一词来自希腊语，意思是"共同生活"。自然界中的野生动物有许多共生的例子，例如河马和一些鸟类的神奇关系。这些鸟类以河马皮肤上的寄生虫为食，保护它们免受疾病的侵害，甚至可以看到河马张开嘴，让这些小鸟帮助它们剔牙，鸟儿反过来又得到这些大型哺乳动物的保护，双方各取所需，岁月静好。

很难想象，有成千上万的小虫子在我们的眼泪中畅游，构成了眼部微生物群的一部分。同样，我们每天和成千上万微生物同吃同睡，数以百万计的小虫生活在我们的床单、床垫、枕头上等，晚上以我们身上的皮屑为食。

疟疾、霍乱等疾病和微生物密不可分，但绝大多数微生物不会引起任何疾病。在奶酪、酸奶、面包、啤酒等食物的制作过程中，还会产生许多有益的微生物，使口感更加醇厚。

人类与生活在我们身上的微生物可以形成完美共生，因为我们免疫系统的正常运行离不开它们，比如降解未被人体消化道吸收的食物残渣，合成身体所需的维生素等，都离不开微生物的帮助。

栖息在我们体内的细菌和其他微生物（真菌、酵母、病毒以及一些小型原生生物）被称为微生物群。

人类微生物群中的微生物基因组构成了人体的微生物组群。

微生物

"微生物"这一词语，是 4 个世纪前由荷兰人安东尼·列文虎克（1632—1723）首次提出的，他年轻时在阿姆斯特丹的一家布店当学徒，他曾用自己磨制的镜片组装显微镜，他组装过一台可以放大 500 倍的显微镜，被誉为"微生物学的开拓者"。

借助他组装的显微镜，列文虎克第一次看到了红细胞、精子和静脉。他还观察了牙垢，形容这里为"一个真正的动物园"。直到 19 世纪中叶，微生物学家罗伯特·科赫和路易斯·巴斯德才将我们体内的这些"居民"与疾病联系起来。

多年以来肠道菌群被误称为"肠道植物群"，我有些记不住这个名字，但是肯定的是肠道里绝没有植物。这个错误的概念源自曾经细菌分属于植物这一类。

这群"居民"住在我们的身体里，构成了每个人独特的微生物群，使我们每个人都与众不同，可以说微生物群就是我们身体的条形码。

你的条形码，就像超市里所有的产品一样，是个人的，也是独一无二的。条形码里收集了大量的数据：你出生的地方、居住的地方、刚生下来的喂养方式、个人卫生习惯、服用了什么药物、吃了多少超加工食品等。习惯摄入高脂肪、低纤维饮食的人，与摄入高纤维、低脂肪饮食的人的微生物群截然不同。

我们之前已经了解到，这些微生物不仅存在于小肠里，在口腔、鼻子、皮肤、食管、胃、肺，甚至大脑中到处都有它们的踪迹，但肠道微生物群的细菌数量和多样性是最重要的。另一方面，阴道是细菌多样性较少的部位之一，其中占多数的为是乳杆菌。

正如列文虎克发现的那样，在嘴里有一个真正的动物园，这些细菌也是造成蛀牙的主要原因。与许多人所认为的相反，食物中的糖不会直接导致蛀牙，而是间接地通过细菌引起蛀牙。因为糖是口腔中细菌的美味佳肴，也就是这些细菌在攻击着我们的牙齿。

我们体内的 10000 种细菌

除非通过显微镜来观察，否则不可能知道我们的身体是由多少种微生物组成的。人类有大约 23000 个基因，每一个与我们共生的微生物也有它自己的遗传物质。

如果我们把微生物体内所有的遗传物质加起来，有超过 300 万个基因。每个微生物都有自己的 DNA，因此，研究微生物需要研究它们 DNA 的特定序列，特别是每个微生物的 16S 核糖体 RNA。提取后，与数据库进行比较，就可以知道它属于哪种类型的微生物。

为了掌握我们身体里的细菌分布，国际人类微生物组研究联盟开展了人类微生物组项目（HMP，2008—2013），这项研究耗资 1.15 亿美元，共有 242 位志愿者参与到研究中，其中有 119 名男性和 113 名女性。经过 23 个月的分析和试验，通过采集身体 18 个不同部位的样本进行分析，共收集了 1.1 万个样本，并得出结论：一个健康个体大约含有 1 万种不同的细菌，其中 1% 具有潜在的致病性（肺炎链球菌、脑膜炎奈瑟菌等）。

研究还发现，女性体内的微生物群比男性的微生物群要更加复杂一些，细菌生活在我们体内形成庞大的微生物家族，组成了细菌微型殖民地。"团结就是力量"，生活在一个群体中的微生物对抗生素等药物更加具耐药性，并能促进这种耐药性的传播。

现在，了解肠道微生物群的组成是非常容易的。只需收集一个粪便样本，送到实验室，分析其中的 16S 核糖体 RNA 就可以得到结果。这样，我们就可以知道自己肠道微生物群中每个细菌家族的占比，这种检测对许多疾病的治疗都有很大的帮助。

抗生素和超加工食品

过量食用某些产品，如抗生素或超加工食品，会损害我们的微生物群。

亚历山大·弗莱明在 1928 年意外发现了青霉素，标志着拯救生命的转折点，在医学史上具有里程碑式的意义。1950 年以后，抗生素的使用让结核病、肺炎等传染病不再具有致命性，也大大降低了手术期间和手术后感染的风险。

根据 2001 年发表在《柳叶刀》杂志上的一项研究，西班牙是继法国之后第二个广泛使用抗生素的欧洲国家。2016 年，另一项研究证实，西班牙人在自主用药方面处于欧盟的领先位置，而且他们也会在家里存放抗生素。

显然，这是在滥用抗生素，非常不利于我们身体的微生物群，而且食用过多的超加工食品、使用杀虫剂以及剖宫产都可能使我们的微生物群遭到严重破坏。所有这些做法都无一例外地减少了体内微生物的总数及其多样性，这些变化会导致身体食物过敏、糖尿病、肥胖、肠易激综合征以及自身免疫性疾病等问题的发生。

在我小的时候，很少有孩子有过敏或食物不耐受；而现在，却有许多人对鸡蛋、乳制品、鱼等食物过敏。在我儿子的学校里，为避免孩子因为食物过敏出现严重后果，老师在孩子们的罩衣贴上他不能吃的食物的标识，画上红圈圈和斜杠起到更加警示的作用，这样所有人就会知道了。如果你知道有多少孩子穿这些衣服，你一定会惊讶。

剖宫产出生的儿童成年后患肥胖、过敏、哮喘或腹腔疾病的风险会增加。

从口腔到肠道

2015 年，医学杂志《世界胃肠病学杂志》发表了一项研究，详细阐述了在消化系统不同部位发现的微生物类型。

消化系统微生物的最初"殖民化"主要开始于食物摄入。食物进入我们的口腔以后，它们中的微生物遇到唾液，我们之前已经讲过，尽管唾液中含有抗菌物质，但细菌也可以留在这里形成牙菌斑，并导致牙齿问题，如牙龈炎或牙龈出血。

接下来食物通过喉部和食管，到达胃部。由于胃液的酸性很强，除了幽门螺杆菌、肠球菌、链球菌和乳酸杆菌外，胃里很少有细菌。

食物离开胃以后，进入小肠的前半部分，在十二指肠和空肠中，由于胆汁盐和胰液的分泌，细菌也很难在这里

"安家"。此外，我们之前也说过，这个区域的消化上皮每隔2～6天就会再生1次。

这个部位的酸碱度为5～7，因此这里的细菌的更具多样性，有梭菌、链球菌、乳酸杆菌、蛋白杆菌和肠球菌等。此外，由于有肠道蠕动会推进食糜的运输，这也不利于细菌在此定居，小肠中的微生物群比结肠少10万倍，尽管其长度要长得多。

结肠是人体中细菌最具多样性的地方，所以大部分代谢活动都在这里进行。硬壁菌和拟杆菌几乎占据该部位细菌种类的90%，其中包括梭状杆菌、普雷沃菌、真杆菌、链球菌、乳酸杆菌等。根据1972年的一项研究，这些微生物是身体微生物群的一部分，共同构成一个比大脑还要重的特殊器官（约1.3kg），和大脑一样复杂。

2016年发表在《PLOS生物学》杂志上的一项研究揭示了我们体内细菌数量的最新数据，与其他曾经发表的数据相比，人体内的细菌数量大大减少。根据这项研究，结肠一半的重量——大约200g——是由细菌构成的，这是我们细菌数量减少的原因，按照结肠体积，大致有3.8×10^{13}个细菌，相当于人类的细胞数量（20～30岁，身高170cm，体重70kg的成年人）。但无论如何，不管是哪个数据，这都是一个非常巨大的数字了。

有趣的是，一克粪便含有的微生物数量比地球表面的某些生物数量还要多：大约10亿个，大部分是细菌。在我们的身体里，有至少和细胞一样多的细菌，一个健康的人，肠道运输正常时，每天可以消除大约300亿个细菌。

我们肠道中的动物园

曾经有一个母亲因为小孩肠道疼痛找到我，我向她讲解了微生物群的重要性，我告诉她，在孩子的肠道中有一个小动物园。

与动物园一样，不同的物种被不同的生态系统隔离开来，以便得到最好的生活条件，如果我们把消化系统比作动物园，就会发现同样的规律。我们绝不会把北极熊放在非洲大草原上，也不会把大象和企鹅放在一起。同样，在微生物群中，各种细菌根据它们的特征进行分组。因此，根据我们观察到的消化系统区域，会发现一些根据酸碱度分布的细菌，其酸碱度也在整个运输过程中发生变化。

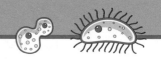

微生物在我们的一生中保持不变吗？

答案是否定的。新生儿的微生物群与两岁儿童的微生物群截然不同，青少年的微生物群也与老年人完全不同。在生命的最初几年里，身体逐渐被不同的微生物"殖民"，大约 3 岁时，微生物群逐渐成熟，这些微生物将成为他成年后微生物群的一部分，并将保持稳定至 65 岁。从 65 岁开始，我们微生物群的部分种类就开始减少。在我们的一生中，微生物的任何改变都可能导致消化问题、代谢问题或免疫功能障碍。

微生物群与我们的身体休戚与共，像朋友、像邻居、更像我们的孪生兄弟。如果我们是顺产出生，并且母乳喂养，约 80% 的微生物来自母亲。

因此，我们微生物群的组成同时取决于年龄和许多其他因素，比如取决于我们的出生地、成年后的饮食、生活的城市，也取决于我们的健康状况、摄入的膳食补充剂等。微生物群只要无特殊的因素干扰，一般会一直保持稳定。

案例 1
玛丽亚的问题

当玛丽亚第一次来我们这里问诊的时候，她只有 7 岁，她有一双活泼的大眼睛，那时她刚从秘鲁来到西班牙 1 年。3 岁以前，她都和外祖父母一直住在山上的一个小村庄里，也从没患过什么重病。她的饮食以谷物、水果、自己种植的蔬菜和自家养的鸡为主。

到了西班牙以后，她的饮食完全发生了改变。早餐吃含糖很高的麦片粥，学校课间喝市面上卖的果汁，并且她喜欢吃蛋糕店的糕点和香肠等超加工产品。不久前，她开始腹痛，腹泻，并伴随着呼吸道感染，而且肠道胀气得厉害。家庭医生让她做了各项检测，发现她的胆固醇很高，显然她的身体出现了问题。

刚到西班牙的第一个冬天，玛丽亚服用了 4 次抗呼吸道感染的抗生素，她之前从来没有服用过抗生素，因此她的微生物群发生了改变。很明显，她的饮食习惯必须调整。

我们的营养学家与她的妈妈回顾了她的饮食习惯，从她的饮食中去除了所有的超加工食品，以及含有大量脂肪和糖的食物，因为她 6 岁以前从来没有接触过这些食物。此外，我们还用益生菌来重新平衡她体内的微生物群。

虽然恢复良好的微生物群的过程很慢，但是总体看来小马利亚有很大的改善，这令她和他的家人都高兴不已。

影响微生物群稳定性的因素

——年龄。

——出生地和常住地。

——长期压力。

——情绪。

——饮食。

——超重和肥胖。

——营养不良。

——多发性硬化症、帕金森症、类风湿性关节炎等疾病。

——如抗生素，皮质类固醇，抗炎药等药物的使用。

——甜味剂的使用。

微生物群的重要性

离开这些细菌，我们就无法生存，它们在我们的身体中扮演着非常重要的角色。在我们体内的 10 亿细菌中，有些是长久存在的：叫作"常驻菌"，大多在分娩时和生命最初几年获得。还有一些是"过路菌"，是通过食物、饮品、甚至是从动物身上或与污染物的接触获得的，只留在我们的身体中一段时间。

我们的身体充满了细菌，其中大多数从我们的肠道中经过，你一定想知道他们的作用是什么。

1. 代谢功能

微生物群中一部分的细菌负责分解未消化的碳水化合物和蛋白质的残留物。在分解过程中，产生短链脂肪酸，有利于微量元素的吸收，合成维生素，代谢有毒物质等。

2. 屏障功能

健康的微生物群可防止病原体的侵入和菌落形成，也可以刺激覆盖在肠道上负责运输食物的黏液的分泌等。如果发生肠渗漏，这道屏障就会改变。

3. 免疫系统的调节功能

我们身体有一半的免疫细胞存在于肠道中，这就是为什么微生物群是如此重要的原因之一，肠道由有益的细菌菌落定植，保护我们免受有害的物质。面对一种它认为是外来（抗原）的蛋白质，身体通过激活免疫应答来做出反应。而肠漏会促进这种抗原进入血液，引发过敏反应。

4. 不同物质综合功能

不同物质为人体提供维生素、短链脂肪酸和必需氨基酸。我们大肠中的革兰阴性细菌，以及大肠埃希菌等其他细菌，能够合成维生素 K_2（甲萘醌 -7）。还为健康的人提供维生素 B_{12}（甲钴胺）、灰色链霉菌、维生素 B_8（生物素）、维生素 B_2（核黄素）、短链脂肪酸（丁酸盐、丙酸酯和醋酸）和必需氨基酸，如缬氨酸、异亮氨酸和亮氨酸。

5. 中枢神经系统与肠道神经系统的整合功能

你一定听说过肠是我们的第二大脑。那么这是为什么呢？人类肠道被一亿个神经细胞覆盖。正如我们之前已经提到的，两种主要的神经递质主要由我们的肠道生产：血清素和多巴胺。血清素被称为"幸福神经递质"，90% 由我们的肠道中的色氨酸制造，现在绝大多数的抗抑郁药都是血清素再摄取剂，因此我们可以将微生物群的改变与抑郁症联系起来。50% 的多巴胺也在肠道中也产生，这种神经递质与心率增加、注意力不集中和运动密切相关。

尽管在第 4 点中提到，还是需要着重指出，对于素食者来说，由细菌制造的维生素 B_{12} 的量远远不够，我们无法证明素食者无需服用这种维生素的补充剂。

看完健康的微生物群在我们身体内的所有功能后，我想你已经很清楚我们应该如何做，让我们详细谈谈。

我们的身体是从什么时候开始被微生物菌落定植的？

前几年，人们还认为消化道的细菌形成于分娩时期，因为人们普遍认为胎儿在母亲体内处于无菌环境中。

然而，最近的研究表明，细菌一小部分的菌落开始于母体子宫内，一些微生物能够穿过胎盘，到达胎儿体内。

当胎儿在子宫里时，免疫系统不成熟，但依然会保护胎儿，使大多数微生物不能到达婴儿体内，但是也有例外，如水痘病毒和单核细胞增生李斯特氏菌。这种细菌是李斯特菌病的主要病因，该病导致了 2019 年夏季的重大健康预警。感染这种细菌的孕妇必须用抗生素治疗，导致其中一些孕妇不幸流产。

人们已经证实，在胎儿发育过程中，细菌不仅存在于胎盘，而且存在于羊水、胎便和脐带中。我们除了能够从母亲那里遗传到长相、皮肤或发色外，甚至在出生前就遗传了她们的细菌。因此，孕妇补充益生菌可改善未来婴儿微生物群的组成。然而，分娩才是我们身体的微生物的关键时刻。

分娩，一个关键时期

在分娩时，婴儿的消化道开始有寄居细菌的菌落形成，这些细菌将成为一生中微生物群的重要组成部分，顺产或剖宫产也将主导他们身体微生物群的组成。

2013 年发表在《国际肥胖杂志》上的一项研究指出，剖宫产出生的婴儿与顺产出生的婴儿具有不同的肠道微生物群。剖宫产出生的婴儿具有的微生物群类似于母亲的皮肤，而顺产婴儿的微生物群更类似于母亲的阴道。

顺产：在顺产的娩出过程中，婴儿首先要与母亲阴道内的细菌亲密接触。分娩完成后，婴儿再通过皮肤、嘴、鼻子等接触环境中的其他细菌。

剖宫产：剖宫产出生的婴儿首先就要接触外部环境的细菌。剖宫产和体重较轻的早产儿首先要在保温箱中度过出生后的几天，他们的微生物群质量较低，丰富性较差。越来越多的科学证据表明，超重和肥胖等病理风险与微生物的低丰富性和质量下降有关。

正如我们以前讲解过的，胎儿在母体胎盘内，周围浸泡着羊水，与极少数细菌有接触。后来，在分娩的过程中，婴儿消化道开始被细菌定植，再后来，母乳喂养和与环境中的细菌接触让定植范围进一步扩大。现在我们就只来讨论出生。

近几年在发达国家，剖宫产的数量急剧上升，意大利以35%的高剖宫产率稳居欧洲榜首，在西班牙，每4名孕妇中就有1人采用剖宫产，也就是说西班牙有着25%的剖宫产率，远高于国际建议的10%～15%的剖宫产率。在15个国家，包括多米尼加共和国、巴西和埃及，剖宫产率可高达40%。

剖宫产的比例增加不仅是由于手术的滥用，还必须考虑到，近年来，由于生育辅助治疗越来越发达，多胞胎的数量也增加了不少。

另一个原因是婴儿胎位不正，为避免顺产面临的风险不得不采取剖宫产。综上所述，诸多因素都使得近些年来自然分娩的婴儿数量越来越少，剖宫产的确可以避免在分娩时可能产生的风险。

必须说的是，有一种叫作"旋转"或"徒手胎头旋转术"的方法，旨在让胎儿胎位正确，防止臀位分娩的发生。这是由世界卫生组织（WHO）推荐的做法，具有安全性和有效性，成功率接近50%。在西班牙并不是所有医院都会采用这种方法，但它也越来越多地被应用于社会保障部门。

这是每个产科医生都会的简单操作，通过按摩孕妇的肠道，让臀围的胎儿旋转过来，处于正确的头位。操作的时候同时要对孕妇进行胎心监测，避免发生胎儿不适，必要时还需要服用一些抑制分娩的药物。

不建议在孕37周之前采取这种方法，因为会有阴道出血、胎盘早剥的风险。

但如果操作方式正确，一般来说这种方法几乎不会有任何风险。

《自然医学》杂志在2016年发表了一项研究，研究剖宫产对婴儿微生物的影响，在手术前将无菌纱布放置在阴道中1h，并在剖宫产手术后2min内用这块纱布擦洗婴儿的嘴、脸、身体，让剖宫产的婴儿与母体阴道微生物接触。在分娩后30天，这些婴儿的肠道、口腔和皮肤细菌群落富含母亲的阴道细菌。尽管试验结果还不能够确定这种对新生儿微生物群的恢复方式是否会对孩子的健康产生长期影响。但事实是，剖宫产出生的婴儿以后出现免疫问题和代谢紊乱问题的概率比顺产婴儿更大，这种方法可作为一个简单且廉价的尝试。

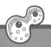

避免有害细菌

由于分娩对于婴儿身体内细菌菌落形成至关重要，所以为确保所有细菌都是有益于婴儿健康的，在怀孕的第 35 ~ 37 周，要定期进行产科内检。

这是个简单的测试，医生采集孕妇阴道和直肠黏膜样本进行化验，检测可能存在的无乳链球菌（GBS），这种细菌会引起新生儿严重的感染性疾病。

如果检测结果呈阳性，孕妇须服用抗生素来预防婴儿的感染。但是由于这项结果通常在分娩几周前才能检测出来，服用抗生素不足以预防感染，所以母亲要在分娩时进行静脉抗生素注射。

如果婴儿感染这种细菌是十分危险的，可能导致视力、听力丧失，甚至脑膜炎。所以孕妇一旦发生感染需要由医生评估婴儿感染的风险而采用剖宫产，以防提前破水。但这种感染的流行率非常低：每 1000 名新生儿中只有 0.5 ~ 1 人。

食物也很重要

婴儿喂养方式会影响微生物群的组成吗？答案是肯定的。从出生后，婴儿的微生物群的组成就存在明显的差异，这种差异取决于喂母乳还是配方奶。

出生后，婴儿的营养需求由多种因素决定。首先，新生儿的生长速度很快，在几个月内其体重就会翻一番。

而且参与调节新陈代谢的器官，如肝脏、肾脏，还不成熟，而他们的分泌的胃液也不足以消化蛋白质。

此外，婴幼儿直到两岁才可以正常分泌酸和肽，因此新生儿只能摄入容易消化的蛋白质。他们除了难以消化蛋白质外，胰腺淀粉酶的分泌也没有发育完全，蛋白酶的活性很低。因此，婴儿在前几个月应摄入低蛋白，而且不应摄入淀粉。

脂肪也一样，新生儿合成和分泌胆汁盐的能力很低，只能吸收容易消化的脂肪。此外，肾小球和肾小管功能在出生时也不成熟。

母乳的优势

综上所述，婴儿体质对饮食的要求十分严格，而母乳则完全符合上述要求，母乳含糖，使得蛋白质和脂肪更容易消化，母乳为婴儿提供充足的能量，满足他们生长发育的需求，而且能避免不同营养的缺陷和不平衡。母乳含有溶菌酶、乳铁蛋白和免疫球蛋白 A，可防止婴儿肠道中致病菌的生长。

另外，母乳是适应婴儿的需要而产生的，如果婴儿感到饥饿，就会用力吮吸母乳，母亲的身体则会产生更多的母乳。

这一点和奶瓶喂养的孩子有很大不同，因为吃奶粉的孩子不需要用力吮吸，所以他们最后吃到的一般都会超过身体需要的量。

在出生的前几天，婴儿吃到的是母亲的初乳，这是一种在孕期最后几个月和分娩后前几天分泌的液体，含有丰富的蛋白质和矿物质盐，包含 700 多种细菌。

初乳含有更多的蛋白质、矿物质、免疫球蛋白、脂溶性维生素（E、A、K）和胡萝卜素，以及少量的乳糖、脂肪和水溶性维生素。

的确，现在市场上的配方奶粉种类繁多，它们无一例外地尽可能模仿母乳。配方奶粉出现在 19 世纪中叶，是一种新生儿的喂养的替代方式，当时，大多数民众还认为配方奶粉优于母乳。到了 20 世纪 50 年代和 20 世纪 60 年代，在许多国家，奶粉喂养甚至比母乳喂养更普遍。西班牙已经将母乳喂养立法，并明确规定配方奶粉的广告语不可以暗示奶粉喂养等同或优于母乳喂养。

虽然我们这一代的许多孩子都是用奶粉喂养的，但这种情况正在改变。根据西班牙儿科协会（AEP）公布的最新数据，在西班牙，母乳喂养的比例有所上升，6周时约为72%，3个月大时约为66%，6个月大时约为47%。

母亲有健康问题或是以下疾病的情况下不建议母乳喂养：

（1）HIV呈阳性。

（2）乙肝病毒携带者，且在婴儿出生24h内没有采取预防措施。

（3）肺结核患者。

（4）乳房有疱疹、炎症等病变。

（5）有慢性病或严重疾病。

（6）需要服用任何哺乳期禁服的药物。

有些婴儿天生唇裂，导致吮吸母乳有困难，则可以用母乳和奶粉搭配喂养。

的确，在母乳喂养的开始阶段会出现种种困难。例如早产儿、多胞胎、剖宫产术后的恢复问题，但是，我们不要忘了，为孩子构建一个正确的微生物群是多么重要。

配方奶粉是以牛奶和羊奶为原材料制成的，我们说"制成"，是因为你绝不可以直接用鲜牛奶或羊奶来喂养你的宝宝。牛奶和母乳有明显的区别，所以在婴儿一两岁的时候不适合直接喝牛奶。组成上的差异如下：

	母乳	牛奶
热量	2804.55kJ/kg	2804.55kJ/kg
蛋白质	10 ～ 50g/L 酪蛋白 30% 乳清蛋白 70%	30 ～ 45g/L 酪蛋白 80% 乳清蛋白 20%
碳水化合物	0.07g/mL 乳糖和其他	45g/L 乳糖
脂肪	35g/L 甘油三酯 长链多不饱和脂肪酸	35g/L 饱和脂肪酸

马德里康普顿斯大学营养和食品科学系主任胡安·米格尔·罗德里格斯博士和他的团队已经证明了用益生菌治疗亚急性乳腺炎的有效性，这种乳腺炎的症状是刺痛，但没有胸部发红或发热的表现，使用益生菌治疗可以促进乳房微生物群的恢复。但是在急性乳腺炎或更严重的情况下，要使用抗生素和益生菌配合治疗。

哺乳期微生物的定植

无论新生儿接受何种喂养方式，肠道中微生物的组成都是按照一定步骤在不同阶段进行的。

从新生儿出生的时候开始，肠道首先出现的是需氧微生物和厌氧微生物，其中是以双歧杆菌和乳酸杆菌为主，以及较小比例的真菌和梭菌。约在出生的第二天，母乳喂养的婴儿肠道开始主要被双歧杆菌定植。

当母乳喂养停止时，婴儿肠道的微生物群成分将发生变化：厚壁菌和梭菌出现，数量超过双歧杆菌。

与母乳喂养的婴儿不同，配方奶粉喂养的婴儿肠道微生物群中含有大肠埃希菌和拟杆菌，而母乳喂养最重要的菌落是双歧杆菌。当婴幼儿引入辅食的时候，肠道微生物群的组成也会再次发生变化。大约到了 1 岁，肠道中的细菌数量与成人非常接近。

微生物群和体重

在整个章节中，我们看到了良好的微生物群给我们带来的益处。现在我们讨论它们在各种基本营养中所起的重要作用：

（1）能够降解胆汁盐，与脂肪代谢有直接关系。

（2）蛋白质的降解，参与产生氨基酸。

（3）能够制造维生素，如 K_2 或 B_{12}。

（4）在制造神经递质（如血清素或褪黑素）方面起着重要作用。

（5）丁酸是结肠中细菌的主要营养物质，它刺激结肠中钠和水的吸收，增强饱腹感。

鉴于这一切，你觉得微生物群与我们的体重有关吗？答案是肯定的，我们身体吸收的热量中有 10% 取决于微生物群。

例如，血清素参与碳水化合物的消耗，还可调节睡眠，并且与我们的情绪密切相关。当我们吃甜食的时候，尤其是在下午和晚上，血清素水平上升，让我们感到更快乐。血清素是另一种重要激素——褪黑素的前体。如果血清素水平低，转化成的褪黑素水平也会降低，会导致我们的睡眠质量不好，因为褪黑素是调节睡眠周期的激素。

我在《瘦身》一书中提到过几项在小鼠身上进行的研究，肥胖小鼠的微生物群与瘦鼠的微生物群截然不同。研究对两组无菌鼠（在实验室的无菌环境中出生的无微生物群小鼠）进行了研究，在 A 组添加了肥胖小鼠的微生物群，在 B 组添加了正常体重的小鼠的微生物群。

两组小鼠都进行高脂肪的饮食摄入，你猜发生了什么？A 组小鼠成为肥胖小鼠，而 B 组小鼠保持其稳定的体重。在第一组小鼠中，脂肪增加，葡萄糖耐受性降低，它们的微生物群具有恢复能量的作用。

案例 2
梅赛德斯的"饼干怪兽"

下面我给你讲讲梅赛德斯的案例，同样也发生在玛丽、安娜、阿拉珊等好多女性身上。那么这些女性到底有什么共同的经历？那就是减肥，她们与肥胖斗争好多年。她们通常能够减掉几千克，但十分容易反弹。她们也可以严格遵循减肥食谱，几个星期甚至几个月只吃水果、蔬菜、果汁等。但她们忘记了一件非常重要的事：蛋白质。此外，尤其是在下午晚上，她们几乎无法控制吃甜食的欲望。在减肥的开始阶段，还可以用甜味剂保持嘴里的甘甜感，不过一旦成功减下了几千克，她们还会继续陷入糖果、甜食和奶茶中，因为"她们的身体需要它"。

梅赛德斯的情况最有特点，她总是告诉我，在晚上，她会成为"饼干怪兽"。当只想吃一块水果的时候，很快就已经在吃巧克力、饼干、松饼了。

下面这个表格可以成为她的日常饮食清淡：

早餐 脱脂牛奶咖啡 一片面包、若干番茄、橄榄油、橙汁	第一顿小食 一个苹果
第二顿小食 一个苹果	第三顿小食 巧克力、饼干、小糕点等
午餐 低蛋白质的沙拉	晚餐 酸奶、水果、沙拉等

不过每天睡前面对电视里眼花缭乱的巧克力、冰激凌广告，任何人都很难抵制住想吃甜食的欲望，特别是已经控制了一天，只吃了一个苹果、一些蔬菜和蛋白质。

餐后血糖水平上升，胰腺分泌胰岛素，一旦葡萄糖以糖原的形式积聚在肝脏和胰腺中，一种以脂肪形式去除多余的血糖的反应就被激活。

为什么吃甜食的欲望会在下午？为什么"饼干怪兽"会在晚上醒来？如果你想吃甜食到难以自拔，需要考虑是不是有可能感染了白色念珠菌，因为这种细菌的生长和迅速繁殖扩散离不开食物里的糖分。但梅赛德斯的情况并非如此，她的食欲来自两个方面：

（1）饮食中缺乏蛋白质会造成色氨酸（一种人体无法制造，需要通过食物摄入的基本氨基酸）的缺乏，这些氨基酸将转化为血清素，这种神经递质的不足是产生甜食欲望不受控的原因之一，尤其是在晚上。

（2）由于超重和过度使用甜味剂，她的微生物群发生改变。正如我们之前所了解的，微生物群在血清素的形成中起着根本作用，90% 的血清素在我们的肠道中产生。

因此，一定要改变她的饮食，摄入更多的蛋白质，避免出现胰岛素峰值，修复微生物群。正如许多人所想，其实减肥并不是意志力的问题，而是血清素产生的化学改变和微生物群改变的问题。

　　具有一个良好的控胰岛素饮食，为身体提供适量富含色氨酸的蛋白质，并用益生菌修复微生物群，梅赛德斯的"饼干怪兽"很快就消失了。

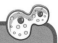

有趣的哈扎部落

　　在东非坦桑尼亚，住着哈扎族群，他们的生活方式已经维持了将近万年，目前的人口大约为1000人，他们有可能是世界上最后一批游牧民族部落。

　　由于他们的生活方式和饮食习惯与现代人完全不同，2013年的一项研究专门将他们体内的微生物群与一些意大利志愿者相比较。研究的结论是，哈扎部落人群体内的微生物多样性和丰富性远比意大利人要高。

　　哈扎人至今还通过狩猎和采集生存，在全世界实属罕见。他们从丰富的生物圈中得到食物、饮用水和住所。他们的食物包括野生植物、动物、蜂蜜、块茎和水果。他们也吃大量的猴面包树的果实，这为他们的身体提供了大量的纤维。

　　对其微生物群的分析发现，他们体内几乎没有双歧杆菌，女性和男性的微生物群之间也存在明显差异，这也许是由于女性摄入更多的水果和块茎，动物蛋白却很少。

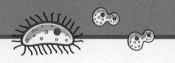

总结

自然分娩所生婴儿的微生物群中乳酸杆菌中较为丰富，剖宫产婴儿的微生物群中葡萄球菌和丙酸杆菌含量更丰富。

母乳喂养的婴儿体内含有更多的双歧杆菌和乳酸杆菌，而配方奶粉喂养的婴儿的微生物群中有更多的大肠埃希菌、梭菌和拟杆菌。

在成人中，微生物群更加多样化，也更加趋于稳定。其大多数微生物群是拟杆菌族。而老年人特别是营养不良者中，梭状杆菌族则会大大增加。

第四章
· ·

呀，
我们的肠道出了问题

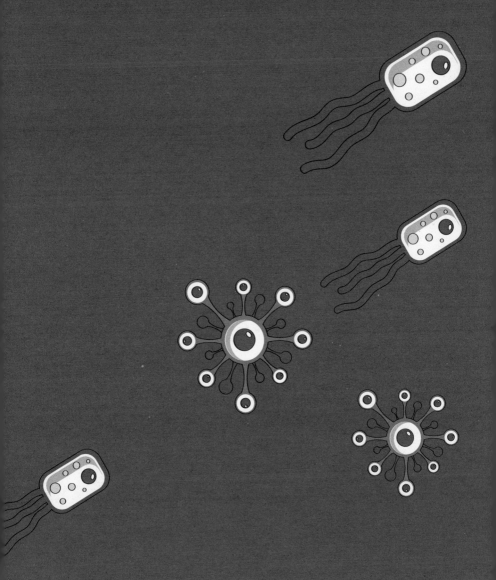

我们知道成人的微生物群是稳定的：它在刚出生的时候建立，在健康的成年人中，微生物群的组成基本相同。当肠道微生物群平衡，与身体和谐共生时，一切都运转良好：可以说此时肠道处于平衡状态。

　　在这一问题上，我们已经很清楚了，在消化系统中必须存在许多有益的细菌，而且必须控制有害的细菌的产生和扩散，但有时平衡被打破：也就是说我们的肠道出现了失调。当这种情况发生时，肠道无法发挥其功能，后果是什么？

如何知道微生物群出问题了？

　　请认真考虑以下问题，如果很多问题你的回答为"是"，就说明出了些问题：

——你是否有胃灼热或者胃食管反流？

——你是否患有胃溃疡？

——是否接受过幽门螺杆菌的抗生素治疗？

——饭后是否感觉异常乏力、疲倦、想睡觉吗？

——是否会感觉自己一直都在消化食物？

——是否每周上厕所少于3次？

——是否经常感到恶心想吐？

——是否患有肠道疼痛或肠胃不适这类的疾病？

——饭后是否会腹部胀气？

——睡前是否会腹胀？

——是否经常腹泻？

——是否经常便秘？

——是否很难代谢酒精和脂肪？

——是否有食物过敏？

——最近几个月是否患过肠胃炎？

——消化系统、皮肤或生殖器中是否患有真菌感染？

——肛门是否有瘙痒，是否正在接受寄生虫病治疗？

——是否患有消化道炎症、克罗恩病、乳糜泻等疾病？

——胃部是否需要定期使用质子泵抑制剂，如奥美拉唑？

　　——最近几个月或长期以来是否频繁地使用抗生素或抗炎药吗？

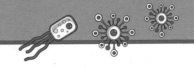

肠道是关键

　　在当今时代，一个从 3 岁就开始上幼儿园的孩子，可能比许多成年人去医院都频繁。从幼儿园的第一天起，孩子们就会隔三岔五地患上支气管炎。也有很多孩子对许多食物不耐受，而且小小年纪就已经使用了抗生素、皮质类固醇等药物。

　　你一定也有一些患有哮喘病、肥胖症、关节炎或 2 型糖尿病的家人、朋友或同事。到底是为什么？其实，他们的微生物群基本上无一例外地受到了破坏，加上遗传因素和环境因素，为这些疾病的蔓延提供了理想的温床，那么，肠道则是治疗的关键。开拓一个新的微生物群可能有些困难，但是好消息是，我们已经知道如何去除体内有害的微生物，之后我们要恢复良好的微生物群。

157

几乎每天都有不同年龄患有腹胀、腹泻、便秘、胃痛的人来到我的诊室，当自述完自己的症状，肯定地告诉我哪里不舒服的时候，我和他说："你还有以下其他症状吗？这些症状其实也和你的肠道有关。"听完后，他们总是感到惊讶万分。

——你的皮肤上有湿疹或斑点吗？

——你的关节有疼痛感吗？

——你经常头痛吗？

——你有过多的分泌物吗？

——你有焦虑症或者抑郁症吗？

——每天会有突然的情绪波动吗？

——经常都想吃甜食吗？

皮肤上出现斑点或湿疹可以考虑是微生物群的改变和肠漏。当肠道菌群失去平衡，肠道环境便会变差。此时，肠壁细胞之间便会出现缝隙，形成所谓的"肠漏症"。

我们的身体试图分解那些通过肠道屏障的物质时，会发生一些化学反应，其中就有内源性组胺的释放，也就产生了流涕、荨麻疹、头疼等症状。

案例 1
玛丽亚的偏头痛

玛丽亚是一名 41 岁的中年女子，她觉得自己一直以来的饮食有些问题，所以前来问诊，同我们的营养师一起回顾整个的饮食习惯。

6 个多月以来，她整天都被头疼困扰，尽管没有任何肠道不适，但她猜到可能是由于饮食问题造成的。

她的家庭医生给她做了系统的检查，一切都正常，肠胃也没有任何过敏或食物不耐受。由于疼痛不止，她也做了神经外科的脑 CT 检查，结果也是一切正常。最后只好被诊断为"不明原因偏头痛"。

我们研究了她的饮食习惯，不过基本都是正确的。她没有任何肠道微生物可能发生改变的症状，没有腹泻、便秘、胀气等。

在巴黎的一次培训课程中，有些观点将偏头痛与口腔微生物的改变联系起来，因此我询问了她关于口腔的卫生情况。

玛丽亚在过去的 2 年中一直戴牙套以改善牙齿咬合不齐的问题，这使她口腔中的微生物群发生了改变，而且她已经 3 年多没有进行过口腔清洁了。

牙医为她进行了彻底的口腔清洁，我们也为她开了适当的益生菌菌株用于治疗，除了确保不缺乏维生素 C 和维生素 D 以外，对牙齿和牙龈的护理也十分重要。谜团解开了，她的头疼逐渐缓解，最后完全消失。

你的微生物是快乐还是伤心？

有许多研究将抑郁症和焦虑症与微生物的改变联系起来。

其中一项研究由加拿大麦克马斯特大学的研究人员发起，首次将新生儿焦虑与肠道微生物群的改变联系起来，并于 2015 年发表在《自然通讯》杂志上，研究人员首先使用刚出生的老鼠，让它们每天与母鼠分开 3h，经过观察发现，这些小鼠有明显抑郁和焦虑的表现，它们的压力性激素，也就是皮质醇激素水平明显增加。

不久它们的肠道传输系统表现出明显改变，进而使得焦虑的表现越来越严重。

科研人员同样准备了另一组小鼠（在实验室里出生，没有微生物群）做同样的实验，它们的皮质醇水平也升高，肠道发生变化，但没有抑郁或焦虑的症状。

参与这项研究的科学家从中假设，微生物群的一部分细菌是诱发焦虑和抑郁必需要素。

2019 年，比利时鲁汶大学的一组科学家在《自然微生物学》杂志上发表了一项最新研究，研究团队通过超过 1054 人的粪便中的微生物群，分析不同的微生物类群与参与者的生活质量及抑郁发生率的关联性。结果发现，在抑郁症患者的肠道中的小杆菌（Dialister）和粪肠球菌（Coprococcus）几乎消耗殆尽。

不要忘了，正如我们之前已经说过的，血清素的水平和大部分的多巴胺是在肠道中生产的。一个人的微生物群可以影响他们的心理健康，这也就是为什么焦虑症、抑郁症与微生物群状态和消化渗透性之间的关系正日益广泛被各国学者所研究。

肠道和大脑，肠道和皮肤都有明显的关系。

为什么早上喝咖啡会想上洗手间?

因为我们的肠道和大脑之间的关系。空腹喝咖啡时，咖啡因刺激肠道神经系统的神经元。这些命令使得肠道肌肉壁收缩，进而诱发去洗手间。

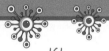

肠道菌群失调的主要原因

人类今天的生活方式让我们不仅承担着保护地球上的生物的责任，也必须维护生活在我们身体内的微生物的平衡。

抗酸剂、抗生素和退烧药等药物的滥用，超加工食品（富含劣质脂肪和精制糖）的过量摄入，缺乏膳食纤维的饮食（纤维是细菌的食物），细菌感染，以及农药的使用和过度消毒，这些看似无害的东西都可能导致肠道菌群失调。

研究表明，一个国家越来越富裕，其微生物群却变得越来越贫乏。

有益细菌和有害细菌之间的平衡被打破可导致腹泻、腹胀（因气体过度积聚引起的肠道收缩）、肠易激综合征（IBS）、小肠细菌过度生长（SIBO）、肠易激、过敏、食物不耐受、2型糖尿病、肥胖症、抑郁症、念珠菌过度生长、幽门螺杆菌等疾病。

怎样知道自己是否患有肠道菌群失调

想要知道自己是否患有肠道菌群失调，可以进行以下测试：

微生物群的微生物学研究：通过粪便分析，我们可以知道消化系统中不同类型细菌的浓度。这样，我们就会发现有益细菌和有害细菌之间是否存在不平衡。

氢气呼气试验：这是一种简单的非侵入性测试，可以确定多种食物的不耐受性：例如乳糖、果糖-山核酸、蔗糖等，还能反映小肠内菌群生长情况，检测肠道吸收是否不良（D-木糖吸收试验）。

通过收集空腹呼气、口服乳果糖后的呼气，进行氢气的浓度检测和分析。

肠道细菌能够分解糖分并产生氢气。氢气进入血液，到达肺部，在呼吸时被排出。

尿液有机酸测定：通过分析尿液样本，从中确定微生物的代谢基质，这些微生物也是我们微生物群的一部分。

尿素呼气试验（UBT）：我相信在医生怀疑患者患有幽门螺杆菌感染和胃镜检查之前，一定会做这项检测。通过让患者口服一定的尿素-13C，呼出含有碳十三的二氧化碳，并通过仪器检测碳十三和二氧化碳的含量和变化。

因为幽门螺杆菌是人胃内唯一能够产生尿素酶的细菌，尿素酶分解胃内尿素生成氨和二氧化碳，二氧化碳随着血液到达肺部通过呼吸出来，从而诊断幽门螺杆菌感染。

$$CO(NH_2)_2 + H^+ + 2H_2O \longrightarrow 2NH_4^+ + HCO_3^-$$
尿素　氢离子　水　　　　　　　　铵根离子　碳酸氢根

如果检测结果小于 6.2，则是如下化学反应

$$CO(NH_2)_2 + 2H^+ + 2H_2O \longrightarrow 2NH_4^+ + CO_2 + H_2O$$
尿素　氢离子　水　　　　　　　　铵根离子　二氧化碳　水

我们呼出的气体中二氧化碳的含量与胃中细菌浓度成正比。应当指出，在做这项测试的前 14 天，应停止使用质子泵抑制剂药物（如奥美拉唑或泮托拉唑），其摄入量会改变检测结果。

此外，也有其他检测幽门螺杆菌的方法，如血液检测、粪便抗原检测、尿液抗体检测和其他检测如内镜活检。

"混入"肠道屏障的分子

正如我们所看到的，我们的肠道壁是由一层紧密相连的细胞形成的，只允许有利于我们身体的分子穿过肠道屏障，

进入血液和淋巴。

如果一切运行正常，那么氨基酸、碳水化合物、维生素、矿物质、脂肪等，就会穿过肠道屏障为我们提供营养。但是如果细胞之间的紧密连接不具有良好的选择性时，它们会让大分子、没有正确消化的分子以及细菌毒素或念珠菌通过，当这些物质进入血液，就会引起大量的炎症反应、自身免疫性疾病和过敏等症状。这种情况就是肠漏症。

当那些分子穿过肠道屏障时，通过血液和淋巴流到达我们身体的不同部位。我们的身体的保护细胞通过分泌免疫球蛋白来保护自己，免疫球蛋白尤其可以针对"非法越境"的各类分子。如果肠细胞间的孔隙持续存在，我们的免疫系统就会一直工作。

为了向学生讲解什么是小肠渗透性，以及它对我们的免疫系统产生什么影响，我举了以下例子。想象一下，在手臂上打开一条管道，每天顺着管道输送各种碎碎的食物，显然，这不是营养进入身体的正常途径。如果这样做，那些不应该通过肠屏障的物质就会在血液中游泳。可以想象，这就是当肠道具有相当高的渗透性时，不仅疾病、过敏、不耐受会在我们的身体中出现，而且各种各样难以解决的消化系统问题，如关节疼痛、黏液过多、湿疹、头痛、不受控的嗜甜等，都会找上门来。

导致肠漏的原因有什么？

——食用过多超加工食品。

——食用过量高血糖指数食物。

——由于质子泵抑制剂（如奥美拉唑）引起的胃酸缺乏。

——食用过量高脂肪食物。

——过量的食品添加剂。

——膳食纤维的低摄入。

——酗酒。

——蛋白质营养不良，尤其是老年人。

——长期禁食导致的谷氨酰胺和丁酸盐的缺乏。

——维生素D缺乏。

——锌元素缺乏。

——抗生素的过量使用。

——抗炎药如布洛芬或阿司匹林的过量服用。

——放化疗。

——肠道微生物菌群紊乱。

——肠胃炎。

——生活环境存在毒性物质，如农药、重金属。

——压力。

——吸烟。

——衰老。

——慢性疲劳。

——强度过大的体育锻炼。

为了更好地解释肠漏症，我们需要先讲一讲连蛋白(Zonulin)的概念，它由阿莱西奥·法萨诺在 2000 年发现，是一种由肠道黏膜制造的蛋白质，主要负责调节我们肠道上皮细胞的屏障功能。它是某些疾病诊断中非常重要的生物标志物，如自身免疫性疾病、癌症和神经系统疾病。

连蛋白的主要功能是控制分子进入血液，在我们的免疫系统的反应中起着基础性作用。它通过松开肠道上皮细胞之间的狭窄缝隙使营养物质通过，同时防止没有正确消化的分子的通过。当连蛋白分泌过盛，肠道渗透性增加，肠道上皮失去其良好的选择力，渗透性增强，随后将会导致各种自身免疫系统问题、炎症问题、感染和过敏问题。

某些肠道细菌、甘氨酸（组成麸质一部分的糖蛋白）和酪蛋白（牛奶蛋白）会增加连蛋白的产量，这可能触发肠道高渗透性的某些疾病，如腹腔疾病或牛奶蛋白过敏。

所以在有些情况下，需要抑制麸质和牛奶的摄入，以修复肠道黏膜。麸质是某些谷物，特别是小麦、大麦、燕麦和黑麦中含有的一组蛋白质，酪蛋白是牛奶等乳制品中含有的蛋白质。这两种蛋白质分解不完全的时候，会产生名为"谷啡肽"和"酪啡肽"的两种肽。

当身体正常时，这些部分消化的大体积蛋白质不能穿过肠道屏障。但是如果肠道屏障不能很好地执行其保护工作，并且存在渗透性的时候，身体就会出现问题。在这种情况下，大肽分子穿过肠道壁，进入血液，与大脑阿片受体反应，产生与海洛因相同的药物作用。

来自挪威的雷切尔特博士和来自佛罗里达大学的凯德博士发现，自闭症、腹腔疾病、精神分裂症等患者的尿液中存在大量的酪啡肽。阿片肽可引起各种神经系统疾病和行为障碍。直到今天，针对这一领域的疾病治疗仍有许多问题需要探索。

肠漏症与一系列疾病有关联。有些关联很明显，比如克罗恩病、肠易激综合征、炎症性过敏、消化过敏、呼吸道过敏、皮肤问题等，都会存在一定程度的肠漏。但有些关联很难给出解释：如一些自身免疫性疾病，如狼疮、银屑病、桥本病、类风湿多关节炎、2型糖尿病、肥胖症、超重、偏头痛、精神分裂症、鼻窦炎、鼻炎等。

案例 2
努里亚的肠道菌群失调

努里亚是一位 33 岁的爵士女歌手，有一段时间，她的痰分泌过多，多到无法正常唱歌。起初，她认为就是春天对花粉过敏，但春天过去了，情况依然没有好转。

然后，她开始怀疑是不是对某些食物不耐受。当早上起床时，她的肚子很平，但当夜幕降临时，她的肚子胀得像怀孕 5 个月。在晚间的音乐会上，她非常不舒服，因为腹部肿胀，痰使她无法正常呼吸。

努里亚非常注意她的饮食：她的食物十分多样，水果、蔬菜、低脂动物蛋白、豆类、全麦面粉、乳制品等。

医生也对她进行了过敏原测试，遗憾的是，努里亚没有对任何食物过敏。

此外，她还同时患有腹泻和便秘，这也与她的个人情感经历有关，因为几个月前，她的父亲离世，为此她彻夜不眠，也耗费很大精力制作了一张关于父亲的唱片。

实际上，由于压力过大，努里亚患有肠道菌群失调和肠道渗透性增强。为此我们需要修复她的肠道，使症状缓解。在控制胰岛素、麸质、乳制品的摄入后的几个月，加上益生菌菌株治疗，她的症状有所改善。

此外，过度运动也会使肠道渗透性增强，从而发生肠道疾病。因为在做高强度运动时，身体会优先将血液输送到心脏、肺部、大脑等器官，其余的器官如肠道，在剧烈运动期间会获得较少的血液。

当运动结束时，未得到充分血液的器官需要足够的血量，以维持其正常功能。但问题是，这时候血液并不是以正常的流动速度到达器官，而是以一种致命的方式到达，叫作缺血再灌注。这种现象也解释了为什么跑步者在剧烈运动后会腹泻的原因。血液到达的力量甚至会导致细胞膜穿孔，产生高渗性。许多高水平运动员患有食物不耐受症也是由于这种原因造成的。

但也有物质可以帮助我们保持健康的肠道屏障。例如，谷氨酰胺是动物蛋白如肉类、奶制品、鱼类中存在的氨基酸，部分植物蛋白中也含有这类物质，如豆类、樱桃等，同时我们自己的身体也有能力制造。

它是我们体内最丰富的氨基酸，非正常饮食的素食者和老年人可能有所不足。它是组成肠道屏障的部分肠细胞的食物，也是使得肠道屏障的上皮细胞之间的交汇点变窄的黏合剂，确保只允许有益的分子通过。此外，淋巴细胞和抗体都能正常工作，也要归功于谷氨酰胺，在患有肠渗透性过高的情况下，应始终与益生菌一起纳入肠道修复治疗。

正丁酸（N-BUTYRATE）也具有同样的效果，但就其情况而言，它作用于结肠的细胞。正丁酸一般存在于植物纤维中，特别是豆类。

还有许多其他重要物质可以帮助恢复肠道屏障的正常功能，如锌、胡萝卜素、欧米伽 3、姜黄或甘草。

说说 FODMAP 饮食

先从分解 FODMAP 这几个字母开始，F 可发酵、O 寡糖、D 双糖、M 单糖、P 多元醇。FODMAP 饮食使得不能在小肠中充分吸收的糖分，通过大肠中的细菌作用在大肠中发酵。

在发酵过程中，产生短链脂肪酸如丁酸，以及能够导致肠道炎症和胀气的二氧化碳、甲烷、氢气等气体。

腹泻也与这些糖类的不良吸收密切相关，因为糖类的渗透力很高，进而导致水被吸引到肠道，改变肠道的动能，并使得对 FODMAP 糖敏感的人持续腹泻。

低 FODMAP 饮食最初由墨尔本莫纳什大学研究开发，用于治疗患肠易激综合征（IBS）、细菌过度生长（SIBO）、肠道菌群失调等疾病。

每个人吸收这些糖的能力都很有限，当我们的肠道处于菌群失调时，这种能力就会大幅降低。在轻 FODMAP 饮食中，我们会给予身体充分恢复的时间，并修复肠道屏障，使其处于良好的状态。如果这些未消化的糖分在我们的肠道中日积月累，时间长了就会触发整个身体的不适，例如腹痛、胀气、腹胀、腹泻等。在预防方面，我们可以由一点一点摄入这些糖类开始，以确定每个人的耐受极限。

三阶段饮食法

低 FODMAP 饮食可以由 3 个阶段开展。

第一阶段：食物排除

持续 6 ～ 8 周，最晚不宜超过 8 周。这是一个非常严格的阶段，由于对水果、蔬菜和谷物的限制，可能导致一些维生素、矿物质等的缺乏。此外，这一阶段也能使我们的微生物群的多样性减少。健康的成年人是可以承受一定时间的，期间这些糖类作为益生菌纤维，并成为我们消化道细菌的食物来源。

第二阶段：食物重新摄入

一旦腹胀、胀气等症状消失，我们将进入这一阶段。在这一阶段，我们从较低的 FODMAP 食物开始摄入，每天只摄入一种食物，以免混淆某种食物可能出现的症状。在这一阶段，我们也会确定每个人对这类型糖的耐受程度。

第三阶段：食物保持

此时，我们将制订个人饮食计划，确保营养均衡。

那么问题来了，在第一阶段，我们将排除哪些食物呢？

食物模型

推荐

水果：菠萝、葡萄、较硬的香蕉。

乳制品：不含乳糖的牛奶和酸奶、软奶酪、硬奶酪。

蔬菜：优先考虑煮熟的豆类，而不是生的豆类。绿豆、菠菜、胡萝卜、西葫芦、萝卜。

谷物：无麸质食品：藜麦、玉米、小麦。低纤维食品：泰国米、巴斯马蒂大米。低 FODMAP 食物：埃斯佩尔塔小麦、土豆。

肉类：禽类。

饮品：水、抗氧化的绿茶。

低 FOMAP 饮食

避免

水果：苹果、梨、樱桃、黑莓、李子、杏子、西瓜、芒果。

乳制品：限制或避免高乳糖的乳制品。牛奶、羊奶、乳制零食、鲜奶酪、酸奶等。

蔬菜：卷心菜、花椰菜、洋蓟、大蒜、洋葱、青葱、胡椒、豌豆。

谷物：富含麸质的食物、富含纤维的食物、富含FODMAP糖类的食物。

坚果：开心果、腰果。

饮品：甜饮料、碳酸水、咖啡、菊花茶。

甜食：蜂蜜、口香糖。

案例 3
路易斯和他的肠易激综合征

路易斯是一名国家报社的记者，他来到我们诊室的时候，已经连续腹泻 8 个多月了。每天早上起床，他都要上厕所，最多曾一个早上连续上过 5 次厕所，直到设法完全排空肠子，才能感觉良好。他经常一整天都有急迫的感觉，甚至还有气体和粪体控制不住地排出。他的这种不适导致他只能在家工作，而去不了办公室。由于肠道转运速度过快，他的体重减轻了很多，而且检测报告已经显示出他有一些维生素和铁的缺乏。他大大减少了食物的摄入量，试图推测出哪些食物能让自己有所改善。如果不得不在早上出去，他不会吃任何食物，也不会喝任何饮品，以避免去厕所。路易斯身心俱惫。

在排除了所有过敏和食物不耐受的情况后，医生诊断他患有肠易激综合征（IBS）。但路易斯没有告诉医生，去年夏天他在埃及度假的时候胃肠炎犯得非常厉害，而且当他度假回来时，因为智齿感染，情况变得更糟。牙医为他开了一个星期阿莫西林的疗程。疼痛在第三天减轻后，他便停止服用抗生素，但是感染又复发了，牙医再次为他进行抗生素治疗，这次时间更长。

所以，路易斯真正的问题是患有因肠胃炎和抗生素引起的肠道菌群失调，而且因客观条件给他带来的压力而加重。我们做的第一件事就是回顾他的整个饮食，并且引入一个月的低 FODMAP 饮食计划。

我们不能忘记，这些饮食指南只适合短期使用，以减少肠道炎症。如果像路易斯的情况，没有过敏或食物不耐受，等到肠道恢复后，可以重新一点一点引入其他的食物。

路易斯在排除食物以试图改善症状时，发现一些生食让他感觉很不好，在低 FODMAP 饮食中，熟食总是比生食物更受青睐，也包括水果。

为了改善他的肠道菌群失调，除了改变饮食习惯，我们还加入了益生菌治疗。路易斯的情况所使用的菌株有嗜酸乳杆菌、唾液乳杆菌、双歧杆菌等。一些研究表明，这些菌株能够激活具有抗炎特性的 IL-10 表达。

此外，我们也必须修复肠道的渗透性，为此我们将 L-谷氨酰胺、锌（帮助免疫系统正常运作）、维生素 A（帮助黏膜恢复正常功能）纳入治疗。还需要添加益生菌和可发酵纤维，因为这将是肠道细菌的食物。

随着症状的缓解，我们逐渐重新引入了 FODMAP 饮食中受限的食物。

益生菌和益生元

益生菌和益生元的使命是在完美的条件下实现正确的微生物群和良好的肠道屏障，以履行其所有功能。益生菌和益生元在协同作用下让你拥有良好的肠道健康。

让我们来翻阅一下历史。"益生菌"一词来自希腊语，意思是"为了生命"。如果我们谈论益生菌，必须提到一位俄国科学家——梅契尼柯夫。在结束欧洲的多所大学的求学后，他在巴黎巴斯德学院工作。1908 年，他与德国人保罗·埃利希共同获得诺贝尔医学奖，证明我们免疫系统的细胞能够吞噬病原体。

梅契尼柯夫认为乳酸菌有益于我们的健康，有助于延长我们的寿命。在研究人体微生物群时，他提出衰老是因为肠道微生物产物对人体的毒害作用。

为了得出这一结论，他观察了保加利亚农民的寿命，他们很多都超过了 100 岁，并将其长寿归因于这一群体对酸奶的高摄入。由于酸奶中的乳酸菌可以抑制腐烂，他认为，这种反应也可能发生在消化道内，阻止肠道微生物产物多年来在肠道内产生的毒害。

进而他得出结论，如果我们的饮食具有丰富的发酵乳制品和乳酸菌，就可以延缓衰老过程。这些微生物的摄入将取代产生有毒物质的微生物，对我们的身体也有其他好处。这个理论在当时的时代十分先进，让酸奶风靡一时。

几年后的 1917 年，德国科学家阿尔弗雷德·尼斯勒在第一次巴尔干战争中的一名士兵的粪便中分离出第一个非致病性大肠埃希菌菌株。这是面对由志贺菌引起的严重传染病，这名士兵却没有出现与这种细菌有关腹泻的原因。这就是世界上第一个益生菌菌株，被命名为大肠埃希菌 Nissle 1917，至今被广泛用于抗腹泻的治疗。

目前为止，被广泛接受的益生菌定义是由 2001 年制定，世界卫生组织和联合国农业组织于 2006 年修改的：

益生菌为活微生物，当施用足够量时，有益于宿主的健康。

当我们谈论"微生物"，我们指的是细菌或酵母——当然是非致病性、无毒性的，它们有助于我们肠道微生物群的平衡。正如我们在这本书中看到的，它们受诸多因素的影响，都有可能处于肠道菌群失调的状态，如服用抗生素、服用药物、压力大、不良饮食等。服用益生菌和益生元，加上合理的饮食结构，则可以修复改善肠道菌群失调。

事实证明，这些活的微生物，以胶囊的形式在正确的剂量下，对我们肠道微生物群的健康和整个身体健康会产生积极的影响。此外，益生菌也促进免疫系统的正常运转。

一些食物如酸奶、黑巧克力或酸牛乳酒，我们称之为功能性食物，也含有一定的益生菌菌株，有助于维持健康的微生物群。但是，当微生物群已经表现出极大的不平衡状态时，这些食疗就不会起到什么作用。所以在这种情况下，必须按照个人的患病情况，使用特定的菌株。

益生菌是菌株和剂量的组合，即它的效力取决于细菌的类型和数量，以达到所需的目的。这一点很重要，比如说，不只是任何益生菌菌株都能帮助我们治愈肠胃炎。有临床数据可以证明某些益生菌菌株对治疗肠易激综合征、溃疡性结肠炎、改善炎症过程等都有效果，也证明健康人食用益生菌可以降低感染传染病的风险。

益生菌菌株：是或不是

衡量是否能成为益生菌菌株，必须满足以下的要求：

（1）它是一种非致病性菌株，不会产生非有益的免疫反应，不会产生抗生素的耐药性。这需要通过对这些特定菌株进行的体外研究来证明，然后对志愿者进行测试。

（2）它来自人类的身体。

（3）它能够在消化道中完好无损地到达肠道，能够承受胃酸、酶、肽，以及胆汁盐和胰酶的作用。

（4）它能够正确黏附在消化系统的黏膜上，防止可能损坏消化系统的病原体与消化系统黏膜黏合。

（5）它到达肠道后能够保持存活，并有迅速定殖的能力。

（6）它能够产生抗菌物质。

（7）它能通过体外试验和志愿者试验，展示其免疫刺激能力。

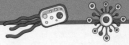

益生菌不仅对消化系统起作用，而且影响我们的神经系统和免疫系统。

它们有助于改善我们肠道上皮的屏障状态，与病原体争夺营养物质和空间，使它们没有足够的食物和空间来生长。他们产生特定的抗菌物质，如挥发性脂肪酸、过氧化氢和乳酸，从而调节肠道的酸碱度，防止病原体黏附于上皮屏障。

除此之外，益生菌也会通过产生特定的细胞因子来使我们的免疫系统增强。它们还刺激抗体的产生，并具有合成 B 族维生素和维生素 K_2 的能力，正如我们在微生物群的章节中讲到的。

虽然益生菌在治疗某些肠道疾病、不耐受症状等方面起着十分重要的作用，但必须说的是，迄今为止发表过的关于益生菌的研究是针对特定菌株进行的，它们大多属于乳酸杆菌、双歧杆菌、链球菌和乳酸菌，这些结论不能直接应用于任意一种菌株。

　　每个菌株都具有其独特的属性，因此无法推断其他菌株对同样的个体产生什么影响。这就是了解研究菌株的属、种和类型的重要性。

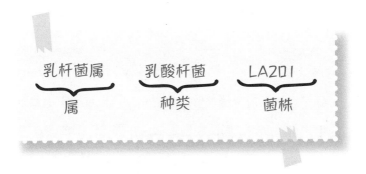

乳杆菌属　　　乳酸杆菌　　　LA201
　　属　　　　　　种类　　　　　菌株

　　由卡洛斯·洛佩斯奥坦和佩德罗·莫拉·奎雷斯带领的奥维耶多大学的一个科学小组表明，肠道微生物群的某些变化能让人加速衰老。事实上，有一种疾病叫作"早衰症"或哈钦森－吉尔福德早衰综合征，患有这种疾病的人在童年时出现衰老的症状，因而会过早死亡。研究人员已经表明，小鼠和受这种疾病影响的人患有肠道菌群失调，为患病小鼠进行粪便微生物群移植，或使用含有艾克曼菌（Akkermansia muciniphila）的益生菌补充剂进行治疗，可延长这些小鼠的寿命。

这一发现证明了梅契尼柯夫在观察保加利亚农民时所假设的理论的正确性，今天，我们在肠道修复方面又拥有了一个研究领域，那就是在治疗诸如早衰症、阿尔茨海默病、帕金森症等疾病方面有了新的研究途径。

益生元是功能性食物，是不被我们肠道所消化的纤维素，对人体健康起着有益的作用。

除了在胃部有少量水解，益生元在消化过程中不会有任何变化，直到到达大肠，它们是栖息在那里的细菌的食物。

抗性淀粉、菊粉酶和寡糖是具有益生元作用的膳食纤维。在治疗中，我们将根据希望增殖的肠道细菌群选择其中之一。与益生菌不同，益生元不是活的微生物，它具有两个关键功能：

（1）益生元是我们消化系微生物群中部分的细菌的食物，有利于那些有益菌的生长。这将有助于人体对矿物质的吸收以及某些微生物的合成，如钙和镁，并减少便秘。

（2）改善肠漏症，在肠道渗透性增强的情况下修复肠道。

那么我们可以在哪里可以找到益生元？在我们日常吃的食物中就有，如洋葱、香蕉、芦笋、大蒜、大葱、山芋、全麦、西红柿等。最常用的益生元是低聚果糖（FOS）、菊粉酶和低聚半乳糖（GOS）。

益生元是细菌的食物，细菌吃食物就会发酵，产生短链脂肪酸（SCFA）。这些分子在体内中具有各种功能，如为结肠细胞提供能量，促进肠道黏膜的形成等，并对免疫系统有很大的影响。

第三个要素：共生

现在我们谈论同时包含益生菌和益生元的东西，以探究两者之间的协同作用。益生元可以促进与它相关的益生菌的效果。

我个人认为，为达到最好的治疗效果，在治疗不同疾病时可以分别使用益生元和益生菌菌株。过量摄入益生元可导致腹胀甚至腹泻，如果单独施用，我们可以更好地控制其剂量。

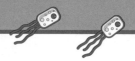

真的有粪便移植吗？

不要惊慌，虽然"粪便移植"这个名字听起来让人莫名地排斥，但研究证明，它对治疗某些疾病有着很好的效果。粪便移植是将来自健康捐赠者的粪便经过处理后，移植入合适的患者体内，以恢复其微生物群。我们把数百万有针对性的有益细菌引入病人体内，就能从病人的肠道中去除病原体。

经过处理后的粪便在盐溶液中均质化，通过胃镜、口服胶囊或灌肠移植到病人体内。

可能许多人以前没有听说过粪便移植，但是这并不是一个现代社会才有的做法。4世纪，中国东晋时期的医药学家葛洪就给那些严重腹泻和中毒的人施用健康病人的粪便。明朝的李时珍也在《本草纲目》记载了口服粪便水可以治疗严重腹泻、发热、呕吐和便秘等疾病。当时他给这些粪便起了个美丽的名字"黄汤"。幸运的是，现在我们已经不这样使用了……

二战时期，驻扎在北非的德国士兵患有严重的腹泻，甚至有大量士兵死于腹泻。因为当时没有治疗这种疾病的药物（第一种腹泻抗生素到1944年才出现）。该地区的贝都因人向德国士兵推荐食用骆驼粪便来治疗腹泻，唯一需要的是温热的粪便。这种治疗方法在那时产生了很好的效果。粪便并不具有神奇的特性，真正起作用的是它们含有益生菌菌株，即枯草杆菌。

由于治疗效果非常显著，在当时流行一种叫"Bactisubtil"的药物，由骆驼粪便提取制成。这是当时直到 20 世纪 60 年代治疗腹泻的主要药物。

今天，粪便移植普遍用于治疗艰难梭菌感染的腹泻。2012 年，劳伦斯·勃兰特博士（Lawrence J. Brandt）发表了一项临床研究，在 90% 的病例中证明了粪便移植的疗效。

尽管听起来感觉很奇怪，但目前美国、亚洲和欧洲的粪便库有很多。在西班牙，第一个粪便库于 2018 年在巴塞罗那的霍斯皮塔尔大学成立，并在那里储存、分析和处理粪便样本，以促进和增强对复发性腹泻患者的粪便微生物移植治疗。

在欧盟，粪便移植只能用于治疗艰难梭菌的感染，在很多国家，粪便捐献者可能会收取一定费用，但在西班牙，粪便捐赠是无偿的。

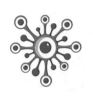

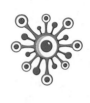

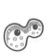

第五章

· ·

如何解决消化问题

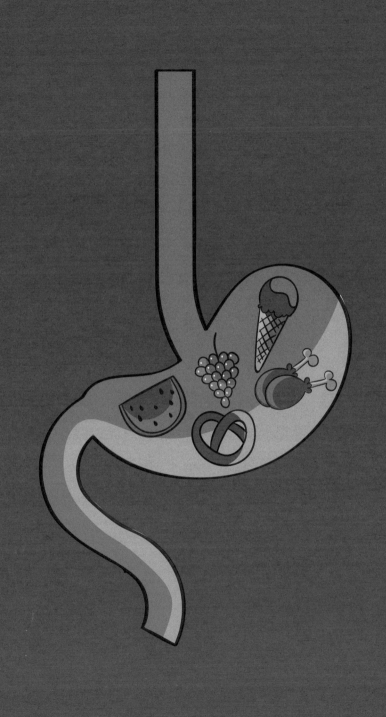

现在，越来越多的人对不同的食物产生过敏或者不耐受：如牛奶、小麦、巧克力、鸡蛋等，这些食物都能使有的人产生过敏，轻者喉咙痛痒，严重者可导致非常危险的休克。

正如我们在整本书中看到的，我们的生活方式、饮食习惯的变化（超加工食品、食品添加剂等的摄入激增）与如今食物过敏和不耐受的流行率的增加有很大关系。这些生活方式和饮食结构都可能改变我们后代的基因的表达方式。

很多时候，患者因患有肠道疾病或体重超重走进我的诊室，他们很苦恼，因为已经花费了大量的时间和精力测试了过敏情况，而且在忌口很长一段时间后，既没有减轻体重，也没有解决肠道问题。

有些诊所和减肥机构打着"我们会告诉你使你发胖的食物"的旗号，通过验血告诉你什么能吃，什么不能吃。但是你真的认为，通过简单的血液测试，你就能够知道你对所有食物的过敏情况吗？我告诉你，不可能。

这些测试测量你的血液对 200、400，甚至 600 种食物的反应，将测试结果进行分组：红色组代表最不耐受的食物，橙色组表示中等情况，绿色组则表示你可以随意摄入的食物。

这种测试的原理是测量每次食用食物时产生的免疫球蛋白 G（IgG），不过我很遗憾地告诉你，测试结果不能在临床层面提供任何相关信息，更没有足够的科学证据支持。特定时候产生的 IgG 只能表明我们的身体在那个时刻接触到什么食物。美国过敏、哮喘和免疫学学会 (AAAAI) 曾整理研究关于这一领域的所有文献，得出结论认为，这些测试提供的诊断是未经权威机构证实的，缺乏作为临床实践中独立测试的相关性。

我希望你读完这本书后，如果想去减肥或改善肠道运输，不要去做那种测试。因为一旦遵循那些测试的结果，可能会导致你的饮食不平衡，甚至会干扰某些疾病的判断。

不耐受和过敏是两回事

很多时候，当我们谈论某些食物的摄入对身体产生的反应时，我们混淆了过敏和不耐受这两个术语。但是区分它们是非常重要的，因为它们的原因和影响都不同。

食物不耐受是摄入食物后，身体认为这个食物是危险的，而后产生的一种反应，引发一系列症状，如腹泻、腹胀、呕吐、皮疹等。与食物过敏不一样，在大多数情况下，不耐受是由某种酶的分泌过少或完全缺乏产生的，而这种酶正是负责代谢使我们不耐受的物质。在食物不耐受中，我们的免疫系统没有参与。

最常见的能引起不耐受食物是乳糖、果糖、蔗糖等糖类，还有其他更复杂情况，如麸质的不耐受，这些不耐受是由于缺乏代谢蛋白质的酶导致的。在这些情况下，不耐受所引起的症状能通过食物忌口得到改善。

糖不耐受症状通常表现为胃肠道疾病，如腹泻、腹胀、恶心等。这种不耐受性能通过口服指定的糖类物质后，进行氢气呼气试验检测出来。

乳糖引起的不耐受是一种典型的食物不耐受，乳糖进入体内后在乳糖酶的作用下分解成葡萄糖和半乳糖，继而进入血液循环供人体利用，乳糖不耐受的人群就是由于乳糖酶分泌不足，无法正确地消化乳糖，因此会造成腹泻、呕吐、胀气等。

只要他们不吃任何含有乳糖的食物，症状就会消失，但如果再次食用，症状就会再次出现。乳糖不耐受通常出现在幼年或是老年，因为这两个阶段乳糖酶分泌比较少。

另一种类型的不耐受是组胺不耐受。这类人群一般会缺乏二胺氧化酶。二胺氧化酶（DAO）负责代谢我们从食物中摄取的组胺和多种多胺，当二胺氧化酶的活性较低时，就会发生组胺不耐受。如果发生这种情况，身体不能通过尿液正确排出没有代谢的组胺，组胺在身体中就形成累积。通过服用医生开的抗组胺药会减轻典型的症状，如流鼻涕、易流泪等。

二胺氧化酶（DAO）的缺乏不一定是遗传因素，有时是因为我们的肠道细胞由于肠道渗漏、小肠细菌过度生长（SIBO）、细菌感染、放化疗等原因，不能正确地产生这种酶。因此，组胺不耐受也会出现诸如皮肤斑点、肠道不适、湿疹、关节疼痛、肌肉酸痛等症状。

这种不耐受的诊断并不容易。它的症状非常多样化，在摄入食物后也不会立即出现，但症状通过组胺的累积会逐渐显露出来，并且可能需要数天甚至数周的时间才能出现。

一旦确诊，我们要做的第一件事就是调整饮食，尽可能少地摄入组胺，然后通过医学检测来寻找疾病的起源。

在某些情况下，建议在第一时间服用这种酶的补充剂，以帮助身体消除积累的组胺，但如果不是遗传因素造成的这种酶缺乏，不要忘记检查肠道屏障的状态。

量身定制的饮食

无论是食物不耐受，还是食物过敏，我们必须要量身定制饮食，以免造成营养不均衡。接下来的表格包括组胺含量较高的食物，在 DAO 缺乏的情况下，我们必须避免这些食物。

有益的食物

	低	中	高
水果		草莓、香蕉、木瓜、牛油果、南瓜、干果	橙子、柚子、橘子、奇异果、菠萝

蔬菜		角瓜、菠菜、茄子、番茄、黄瓜	发酵蔬菜
饮品和果蔬汁	新鲜奶酪、大米汁、燕麦饮品、椰子汁、豆浆、豆制甜品	黄油	牛奶、酸奶、烟熏奶酪、半固化奶酪、奶油、奶糕

组胺的产生

大豆	低	中	高
			豆腐、丹贝

194

鱼类	新鲜或冷冻白鱼	新鲜或冷冻油性鱼（鲑鱼、沙丁鱼、金枪鱼、鲭鱼）、墨斗、鱿鱼、章鱼	海鲜、金枪鱼罐头、凤尾鱼罐头、熏鲑鱼
蛋类	蛋黄	熟蛋清	生蛋清
肉类	新鲜或冷冻肉类	熟火腿、烟熏火腿、火鸡腿	各种香肠类（熏肠、腊肠、粉肠）
饮品	绿茶、白茶、咖啡	红茶、普洱茶、橙汁、番茄汁、能量饮品	酒精饮品（啤酒、白酒、红酒、香槟等）

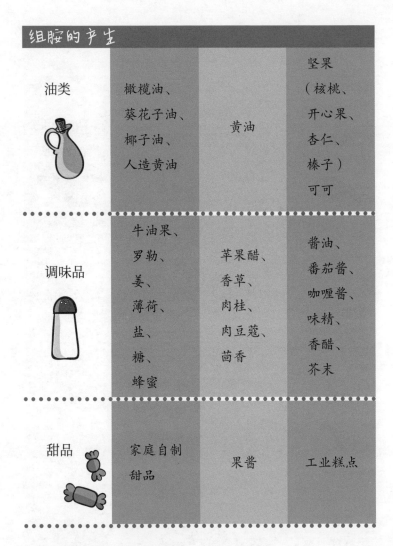

组胺的产生			
油类	橄榄油、葵花子油、椰子油、人造黄油	黄油	坚果（核桃、开心果、杏仁、榛子）可可
调味品	牛油果、罗勒、姜、薄荷、盐、糖、蜂蜜	苹果醋、香草、肉桂、肉豆蔻、茴香	酱油、番茄酱、咖喱酱、味精、香醋、芥末
甜品	家庭自制甜品	果酱	工业糕点

过敏和过敏的症状

食物过敏是我们的身体对摄入食物产生不同的反应，免疫系统会介入食物过敏。过敏的症状多样且范围极广，轻微的有肠道不适、呕吐等，严重的过敏十分凶险，比如过敏性休克等。

当我们的身体检测出一种食物蛋白是异物，并错误地将其视为一种威胁时，就会出现过敏症状。此时我们的身体在执行一个直截了当的命令，那就是"消灭异类"。那么作为身体的主人，我们会产生免疫球蛋白 E（IgE）这种特定的抗体，无情地扑向这种异类蛋白质，中和并清除它。过敏反应总是很快显现出来，一般不到 2h，甚至几分钟。

如果你对某种食物过敏，你的过敏症专科医生会在分析中寻找触发的 IgE（不要与 IgG 混淆，我们在食物不耐受测试中已经讨论过）。

在这种试图中和外来物质的过程中，会发生几种化学反应，其中包括内源性组胺（引起血管扩张和炎症）的释放，从而导致出现不同类型的症状：

呼吸系统：流鼻涕、哮喘、咳嗽等。

皮肤：嘴唇发炎、舌头发炎、荨麻疹等。

胃肠道：腹泻、呕吐、腹胀、腹痛等。

过敏性休克：最严重的情况，会影响整个机体，并可能因呼吸道收缩而导致死亡。在这种情况下，必须肌肉注射肾上腺素。

食物过敏通常无法治愈，但好消息是，它们能够以最有效的方式得到控制，就是避免导致过敏的食物。但是有些出现在儿童身上的食物过敏，如鱼、蛋、牛奶的过敏，有80%的病例通常会在3岁之前自行消失。

发生食物过敏或不耐受时该怎么办

——彻底避免引起过敏的食物。

——了解我们的肠道健康状况，是否有胃肠道不适的症状。

——如果免疫系统不干预，限制我们对不耐受的食物的摄入量，就可避免出现过敏的症状。

——仔细了解食品标签、配料表和烹饪方法，避免食用会引起问题的食物。

食物过敏的诊断可以采用皮肤测试和血液测试，测量摄入引起过敏的可疑食物后，产生的 IgE 水平。

遗传因素是导致食物过敏的一个重要的因素。如果一个人没有家族病史，他的食物过敏概率在5% ～ 15%。如果他的兄弟有食物过敏，他的过敏概率则增加至25% ～ 35%。如果父亲或母亲有一方存在食物过敏，子女发生过敏的概率为 20% ～ 40%，如果母亲和父亲都患有致死性食物过敏反应，他的过敏概率则会增加至 40% ～ 60%。

一些研究表明，在有家庭成员反复过敏的家庭中，新生儿前 6 个月以纯母乳的方式喂养，可大大降低孩子发生食物过敏的概率。从生命的最初几天就建立正确的微生物群对于获得不同食物的良好耐受性至关重要。

饮食结构、超加工食品的滥用、分娩类型、出生后喂养方式、婴幼儿几个月后辅食的添加方式等因素也都在是否引起食物过敏、引起何种食物过敏中发挥着重要的作用。

西班牙食物过敏的患病率（尽管没有流行病学研究）为 7.4%。西班牙人口接近 4700 万，那么将近 350 万人可能患有食物过敏症。

最容易引起过敏的食物

鸡蛋（占 39.1%）是最容易引起过敏的食物，其次是牛奶（32.3%）、坚果（18.8%）、水果（12%）、鱼（11.3%）、豆类（9.8%）、贝类（6%）、谷物（3%）和蔬菜（0.8%）。

乳糜泻，过敏还是不耐受？

二战期间，1944—1945 年的冬天因粮食严重短缺得名为"饥饿的冬天"。在那个饥荒时期，最基本的食物面粉变得十分稀缺，人们吃不上面包。然而荷兰儿科医生威廉·卡雷尔·迪克 (Willem Karel Dicke, 1905—1962) 收治的乳糜泻儿童在停止食用面包后，症状神奇般地明显改善了。

后来因盟军救济，那些儿童又有面包吃了，但是他们的健康状况却急转直下，症状再次出现。迪克大夫随后设计了世界上第一个无麸质饮食，并表明在这些儿童中停止食用小麦、燕麦和黑麦可以显著改善他们的疾病。

关于乳糜泻是过敏还是不耐受存在很多争议。如果研究它的人是过敏症患者，就会将其归类为过敏症。然而，在免疫学领域，普遍认为乳糜泻不是过敏，因为 IgE 免疫球蛋白没有增加。

但是将乳糜泻等同为不耐受同样也是不正确的，因为定义为不耐受会让我们误认为它是一种可以缓解的疾病，而事实上它不可以缓解。因此，在许多出版物中，麸质不耐受被定义为永久不耐受。

被诊断患有乳糜泻的人必须从饮食中完全去除麸质，因为即使摄入少量麸质也会重新引发所有的症状：腹泻、体重减轻、贫血、腹胀、腹痛、疲劳、骨骼痛和关节痛等。

那么我们究竟该去除什么食物？小麦麸质，确切地说是一种叫麸朊（醇溶蛋白）的蛋白质，以及燕麦、黑麦和大麦中存在的同源蛋白质。

这种对麸质的反应影响了 1% ~ 2% 的西班牙人口，大学初级保健研究中心于 2018 年发表的一项研究表明，这些人中有 80% ~ 85% 不知道自己是得了乳糜泻。

乳糜泻有很大程度是由于遗传、免疫系统差异以及环境因素造成的。乳糜泻患者的免疫系统会对其肠道中的麸质产生反应，从而发展成为一种炎症和自身免疫的反应，其肠道壁受到损害，肠绒毛减少。

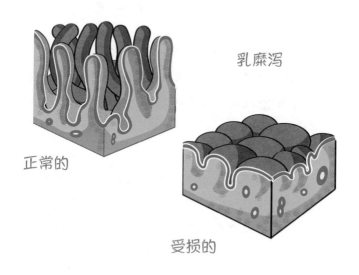

乳糜泻

正常的

受损的

乳糜泻一旦确诊，一定要从饮食中去除麸质，以缓解小肠黏膜的炎症。必需营养素没有被正确吸收是导致黏膜受损的罪魁祸首，这意味着许多未确诊的乳糜泻患者可能会伴有缺铁性贫血等病症。患有乳糜泻的人应该终生食用无麸质食物，否则症状就会反复出现。我们要记得麸质存在于谷物中，例如小麦、黑麦、大麦、燕麦等谷物中。

乳糜泻可出现在任何年龄，但 10 岁和 40 岁的发生风险更高，女性比男性风险更高。

非乳糜泻的麸质过敏

有些有明显的麸质不耐受症状，但不是乳糜泻。这种情况在进行肠活检时，通常不会发现肠道黏膜有什么改变，但很明显的是，当这些人食用含有麸质的食物时，会出现腹胀、腹痛、胀气、皮疹等症状。

这种非乳糜泻但麸质过敏的治疗方法与乳糜泻的治疗情况相同：也就是完全消除含有麸质的食物。我们可以得出结论，有任何不能耐受食物症状的人都应该接受相关过敏原测试，以确定是过敏还是不耐受。一旦检测出某种食物是过敏原，一定要马上了解肠道上皮的状态，并请教专家指导如何在不缺乏营养的情况下将其从饮食中去除。

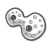

正如我们之前所解释的，在修复肠膜的过程中，建议在某些情况下完全消除麸质。

甘氨酸是一种麸质糖蛋白，可增加连蛋白的分泌，后者能够增加肠道渗透性。谷蛋白的不完全消化也会发生类似的情况，也就是产生谷啡肽。如果肠道屏障具有较高的渗透性，谷啡肽将穿过肠上皮膜，与大脑中的阿片受体发生反应。

近年来麸质被某些机构或别有用心的人过度妖魔化，使许多人"闻麸质而色变"。如果从饮食中完全消除麸质，你不会减肥的，或者你会减掉一点点，但绝不是因为麸质本身的消除，而是因为停止吃大量的超加工产品。

而且要警惕的是，对于乳糜泻患者来说，滥用无麸质加工品如无麸饼干、无麸意大利面等食物并不是一个很好的选择。因为消除了麸质的产品为了保持其可口性，往往会大大增加糖和脂肪的含量，让我们喜欢吃。在不知不觉中日积月累地摄入这些产品，很容易让我们越来越胖……

什么是念珠菌病？

我们已经在整本书中多次讨论过当我们的血清素水平下降时，我们就渴望吃甜食，尤其是在下午。其实让我们整天不受控地嗜甜，还有另一个罪魁祸首，那就是念珠菌病，这也与我们的微生物群的改变密切相关。它是由假丝酵母菌引起的感染，其中最常见的是白色念珠菌。

假丝酵母菌寄生在我们的皮肤、泌尿生殖系统，与我们完美共生，它们的功能是维持身体正常的酸碱度并可以作为我们微生物群的食物。但是当它们失去控制并在不应该存在的区域繁殖的时候，就会出现问题。

以糖和诸如糕点、面包、面食等精制碳水化合物为食的念珠菌的生长有时也会因使用抗生素、皮质类固醇和其他药物而失控，如某些质子泵抑制剂（奥美拉唑）的使用。当我们服用抗生素治疗疾病的时候，药物不会作用于念珠菌，而会直接作用于我们的微生物群，这就是为什么我经常呼吁大家尽量远离抗生素的原因。因为很多人仅仅因为治疗简单的牙齿感染，服用了抗生素，而感染了念珠菌病。

我也曾得过念珠菌病，那是在我儿子上幼儿园托班的时候，我先是得了结膜炎，每天早晚都需要滴在眼睛上的一些简单的抗生素。不过后来，我发现自己嘴里长满了白斑，原来是我口腔里的微生物群失调了，我得了念珠菌病。

我看到越来越多的患者在服用抗生素治疗幽门螺杆菌，但随后又感染了念珠菌病。如果他们在治疗期间同时服用益生菌，采取预防措施，就可以避免这种情况。负责将念珠菌"拒之门外"的是我们的免疫系统，所以，在我们压力很大或免疫系统减弱的情况下（如放化疗或患有自身免疫性疾病），念珠菌就会找上门来。

阴道和口腔的念珠菌感染很容易诊断，采用抗真菌药物治疗就可以痊愈，但有时我们的胃部也会感染念珠菌，而且症状也极容易与其他病理混淆。

例如，在诊断纤维肌痛之前就要先排除念珠菌感染，因为它们的症状十分相似。如果想彻底治愈念珠菌感染，绝不能忘记要改变不良的饮食习惯，以免其继续扩散。

正如我们所见，大部分营养物质在小肠中被吸收。当肠道屏障被念珠菌扰乱时，我们的肠道菌群就会处于失调的状态，肠道渗透性也会随之增加，许多消化不良的蛋白质、有毒物质等就会穿过肠道屏障流入血液，导致我们的免疫系统长时间处于活跃状态。以下是可能导致念珠菌病的一些症状：

——十分想吃甜食或碳水化合物食品，例如面包、蛋糕、方便面等。

——不能耐受香烟烟雾、浓香水气味、空气清新剂气味等。

——十分容易疲劳和困倦。

——关节疼痛。

——肌肉无力、疲倦、焦虑、抑郁。

——总是四肢冰凉。

——易怒和有突然的情绪波动。

——难以集中注意力、记性不好、失眠。

——头晕、平衡感差。

——头疼。

——便秘、腹泻或两者交替出现。

——腹痛。

——腹胀。

——鼻塞、黏液过多。

——肛门瘙痒。

要治疗念珠菌病，采取3个简单的措施就足够了：

——建立低糖、简单碳水化合物和酵母的饮食结构。

——服用一些天然的抗真菌物质，例如辛酸、牛至油等。

——使用益生菌和益生元修复肠道微生物群。

案例 1
克拉拉的关节痛

克拉拉是一位 54 岁的中年女性，是一家已经开了 15 年的面包店的店主。她来到我们这里咨询是因为她明显超重，需要减肥来解决多年来困扰她的关节疼痛。几年来，她一直感觉身体不舒服，除了关节疼痛外，还有多种症状：疲劳、频繁头痛、持续的情绪波动、腹泻与便秘交替，整天无节制地想吃甜食和碳水化合物、胃口大、便秘、腹胀、排气多，以及阴道不适，如瘙痒和灼热。

我们第一次见到她时，在分析了她的饮食习惯并研究了检测报告后，提出了感染胃部念珠菌的可能性。我对她一整天都无法停止吃甜食的这一事实感到震惊。"甜食就是我生活的全部，"克拉拉告诉我们，"如果我和朋友出去吃饭，只要买得到甜点，我就可以什么也不吃。"

我们从饮食开始着手治疗，为了去除所有能够滋养念珠菌的食物，我们不能再让她随心所欲地吃自己喜欢的食物了。但是克拉拉的情况比想象的要复杂，因为她就生活在念珠菌最喜欢的地方。

念珠菌病患者的饮食应该消除所有含糖或甜味的食物（糖、糖精、蜂蜜、葡萄糖、糖浆、番茄酱、早餐麦片、烘焙和糕点产品、冰淇淋、冷甜食等）。还有水果、乳制品，因为其果糖和乳糖的含量都很高。此外还要避免酒精、酵母、蘑菇、发酵产品，如醋、精制面粉等。

在格氏乳杆菌、瑞士乳杆菌等益生菌和益生元的帮助下，加上抗真菌药物的治疗，她的肠道得到了改善，几个月后症状开始消退了。再见吧念珠菌！

案例2
索菲亚：抗生素导致的肠道菌群失调

索菲亚今年23岁，是一名幼师，在一家托儿所工作了两年。去年初，她开始腹泻、腹胀、头痛、食欲减退，甚至发低烧。

随后她去看了医生，经过粪便分析，他被诊断出患有贾第虫病，这是一种由寄生在我们小肠中的贾第虫引起的感染，在托儿所或疗养院工作的人群因为长时间接触孩子和老人，所以很容易感染。另外，饮用未经处理的溪水或泉水也容易感染贾第虫病。

索菲亚接受了抗生素治疗，但没有服用任何益生菌来保护肠道微生物群。治疗结束后，她进行了粪便检测，结果呈阴性，证明贾第虫病已经治愈。可是她仍然感到非常不适，虽然食欲恢复了正常，也不再发烧了，可是她时常都有腹泻、腹胀和胀气等症状。

究竟是怎么回事？原来，抗生素消灭寄生虫，但同时也破坏了微生物群。此时的索菲亚患上了肠道菌群失调，她必须使用适当的益生菌进行治疗，直到症状消失。

案例 3
为大卫准备的抗生素＋益生菌

大卫是一名 42 岁的中年男子，在一次体检的呼气试验中被诊断出患有幽门螺杆菌。他的胃痛得厉害，晨起就会觉得非常恶心想吐，而且一整天都感觉很饱。"就像一个拳头要从我的胃里呕出来一样。"他这样形容恶心的感觉。

他的妻子伊莎贝尔在一年前也感染了这种细菌，并采用与他相同的抗生素进行治疗。在根除细菌后，她的微生物群受到很大影响，导致肠道菌群失调，腹泻严重。此外，抗生素给微生物群造成的巨大损害，导致白色念珠菌增殖，她又患上了阴道和口腔念珠菌病。

于是医生决定用抗生素和质子泵抑制剂进行为期两周的组合治疗根除细菌，但他也担心这种治疗方法会造成由抗生素带来的其他病症。

我们已经从各种研究中知道，益生菌与抗生素治疗一起使用可以帮助减少胃部炎症并根除幽门螺杆菌。在大卫的情况下我们使用植物乳杆菌、唾液乳杆菌和加氏乳杆菌，以及有助于维持胃和肠黏膜功能的甘草。这就是我们在大卫的案例中采用的益生菌与抗生素结合治疗方法，以防止他出现与伊莎贝尔相同的症状。

致谢

——致 EDUARDO、DANI 和 JULIETA，我生命中非常重要的人。

——致我的父母，感谢他们无条件的爱，并给了我他们力所能及的一切。

——致我的姐姐，总是照顾我。

——致 BLANCA、BELÉN、ROCÍO、MARTA、MIRIAM 和 SERGIO，感谢这个出色团队中的每一员，没有他们，我将无法完成这本书。

——致我的所有贴心的闺蜜：ANA、YVETTE、NATALIA、LUCÍA、CALONGE、SANDRINE、MARÍA、EVA 和 YOLANDA，友谊地久天长！

——致 MÁXIMO PRADERA，感谢他为我提供的建议和意见。

——致 JAVIER DEL PINO 以及他的整个团队（TEO、

PAQUI、BEA、CONCHI、NUÑO、LOURDES、ISABEL、VALENTINA、VICO、DANIEL、GEMA、ÁLVARO 和 JULIA)，在两天里让我度过了很多快乐的时光。

——致 BRONCANO 和 BURQUE，每个星期天都会为我带来 0.5h 的欢声笑语，是我每个星期的动力来源。

——致 ANGELES AGUILERA 编辑兼朋友，相信我这个"阅读障碍者"会写一本书。

——致 MAITE 和 SARA，我的编辑，他们帮助我推动这本书的进展。

——致 FÁTIMA，我的守护天使。

——致 A LUIS R. PI、ANNA VILLASECA 和 ISABEL BOLAÑOS，他们让 BeOK 又继续了 1 年（已经 4 年了）。

——致所有购买过之前书籍并给我写信的人，感谢他们给我的反馈，正是有了他们，这一切付出才值得。

参考资料

第一章 消化循序渐进

Souza, ACRA, Normandia, CS, Melo, LT, Alvarenga, R, Souza,L. Neonatal teeth: A case report and review of literature. Av Odontoestomatol 2011; 27: 254-258.

Monfort Codinach M, Jané Salas E. Halitosis: Diagnóstico y tratamiento. Av Odontoestomatol 2014; 30 (3): 155-160.

Cruz Quintana SM, Díaz Sjostrom P, Arias Socarrás D, Mazón Baldeón GM. Microbiota de los ecosistemas de la cavidad bucal. Rev Cubana Estomatol 2017 Mar; 54 (1): 84-99.

Velásquez Gimón ME, González Blanco O. La Halitosis: Definición, clasificación y factores etiológicos. Acta odontolvenez 2006 Ago; 44 (2): 240-244.

Álvarez Crespo M, González Matías LC, Gil Lozano M, et al.Las hormonas gastrointestinales en el control de la ingesta de alimentos. Endocrinología y Nutrición 2009; 56 (6):317-330.

Ruiz-Narváez CE, Martínez-Rodríguez JE, Cedeño-Burbano AA, et al. Helicobacter pylori, úlcera péptica y cáncer gástrico. Rev Fac Med 2018; 66 (1): 103-106. Disponible en: <https://revistas.unal.edu.co/index.php/revfacmed/article/view/58953/67555>.

Fernández EM, Valenti V, Rockel C, et al. Anti-inflammatory capacity of selected lactobacilli in experimental colitis is driven by NOD2-mediated recognition of a specific peptidoglycan-derived muropeptide. Gut 2011 Aug; 60 (8):1050-1059.

Qin J, Li R, Raes J, et al. A human gut microbial gene catalogue established by metagenomic sequencing. Nature 2010 Mar 4; 464 (7285): 59-65.

Cherbuy C, Muriel T, Langella P. Le microbiote intestinal:une composante santé qui évolue avec l' âge. Innovations Agronomiques 2013; 33: 37-46.

L' Inserm, Burcelin R, Zitvogel L, Fond G, Sokol H. Microbiote intestinal (flore intestinale). Disponible en: <http://www.inserm.fr/thematiques/physiopathologiemetabolisme-nutrition/dossiers-d-information/microbiote-intestinal-et-sante>.

Ben Ytzhak L, Pigenet Y, «Microbiote: des bactéries quinous veulent du bien», CNRS Le Journal, 30 de julio de 2014. Disponible en:

<https://lejournal.cnrs.fr/articles/microbiote-des-bacteriesqui-nous-veulent-du-bien>.

Icaza-Chávez ME. Microbiota intestinal en la salud y la enfermedad. Revista de Gastroenterología de México Octubre-

Diciembre 2013; 78 (4): 240-248.

Salvo-Romero E, Alonso-Cotoner C, Pardo-Camacho C,Casado-Bedmar M, Vicario M. Función barrera intestinal y su implicación en enfermedades digestivas. Rev Esp Enferm Dig 2015; 107 (11): 686-696.

Vásquez Cachay M, Vega Acosta H. Desarrollo del epitelio del tracto intestinal y su participación en la defensa del organismo en mamíferos. Revista electrónica veterinaria 2012; 13 (7).

Guarner F. Microbiota intestinal y enfermedades inflamatorias del intestino. Gastroenterología y Hepatología 2011 Mar; 34 (3): 147-154.

Brandtzaeg P. Mucosal immunity: induction, dissemination,and effector functions. Scand J Immunol 2009 Dec;70 (6): 505-515.

Garrett WS, Gordon JI, Glimcher LH. Homeostasis and inflammation in the intestine. Cell 2010 Mar 19; 140 (6): 859-870.

Zak DE, Aderem A. Systems biology of innate immunity. Immunol Rev 2009 Jan; 227 (1): 264-282.

Zoetendal EG, Collier CT, Koike S, Mackie RI, Gaskins HR.Molecular ecological analysis of the gastrointestinal microbiota:a review. J Nutr 2004 Feb; 134 (2): 465-472.

Zoetendal EG, Akkermans ADL, Akkermans-van Vliet WM, de Visser JAGM, de Vos WM. The host genotype affects the bacterial community in the human gastrointestinal tract.

Microbial Ecol Health Dis 2001; 13: 129-134.

Turnbaugh PJ, Hamady M, Yatsunenko T, et al. A core gut microbiome in obese and lean twins. Nature 2009 Jan 22;457 (7228): 480-484.

Ott SJ, Musfeldt M, Wenderoth DF, et al. Reduction in diversity of the colonic mucosa associated bacterial microflora in patients with active inflammatory bowel disease. Gut 2004 May; 53 (5): 685-693.

Turnbaugh PJ, Ridaura VK, Faith JJ, Rey FE, Knight R, Gordon JI. The effect of diet on the human gut microbiome: A metagenomic analysis in humanized gnotobiotic mice. Sci Transl Med 2009 Nov 11; 1 (6): 6ra14.

Sender R, Fuchs S, Milo R. Revised estimates for the number of human and bacteria cells in the body. PLoS Biol 2016 Aug 19; 14 (8): e1002533.

Jandhyala SM, Talukdar R, Subramanyam C, Vuyyuru H,Sasikala M, Nageshwar Reddy D. Role of the normal gutmicrobiota. World J Gastroenterol 2015 Aug 7; 21 (29):8787-8803.

Domínguez-Bello MG, de Jesús-Laboy KM, Shen N, et al.Partial restoration of the microbiota of cesarean-borninfants via vaginal microbial transfer. Nat Med 2016 Mar;22 (3): 250-253.

Gong EJ, Yun SC, Jung HY, et al. Meta-analysis of first-line triple therapy for Helicobacter pylori eradication in Korea:is it time to change? J Korean Med Sci 2014 May; 29 (5):704-713.

第二章 粪便

Sebastián Domingo JJ. Los nuevos criterios de Roma (IV) de los trastornos funcionales digestivos en la práctica clínica. Medicina Clínica 2017 Mayo; 148 (10): 464-468.

Ford AC, Suares NC. Effect of laxatives and pharmacological therapies in chronic idiopathic constipation: systematic review and meta-analysis. Gut 2011 Feb; 60 (2):209-218.

Mínguez Pérez M, Benages Martínez A. Escala de Bristol:¿un sistema útil para valorar la forma de las heces? Rev Esp Enf Diges 2009; 101 (5): 305-311.

La Rosa Hernández D, Gómez Cabeza EJ, Sánchez Castañeda N. La microbiota intestinal en el desarrollo del sistema inmune del recién nacido. Rev Cubana Pediatr 2014 Dic; 86 (4): 502-513.

Shulte A. Conozca su caca y lo que dice de su salud. Madrid:Urano; 2017.

Piñol M. El gran tratado de la caca. Barcelona: Planeta; 2016.

Montefrío A. Sé feliz plantando pinos. O cómo ir bien al baño mejorará tu vida. Autoedición; 2018.

Meyer K. Cómo cagar en el monte. Madrid: Ediciones Desnivel;2014.

第三章　微生物和微生物群

Tomova A, Bukovsky I, Rembert E, et al. The Effects of Vegetarian and Vegan Diets on Gut Microbiota. Front Nutr 2019 Apr 17; 6: 47.

Grigoryan L, Haaijer-Ruskamp FM, Burgerhof JG, et al.Self-medication with antimicrobial drugs in Europe.Emerg Infect Dis 2006 Mar; 12 (3): 452-459.

Sender R, Fuchs S, Milo R. Are We Really Vastly Outnumbered?Revisiting the Ratio of Bacterial to Host Cells in Humans. Cell 2016 Jan 28; 164 (3): 337-340.

Manrique Vergara D, González Sánchez ME. Ácidos grasos de cadena corta (ácido butírico) y patologías intestinales.Nutr Hosp 2017; 34 (Suppl 4): 58-61.

Schnorr SL, Candela M, Rampelli S, et al. Gut microbiome of the Hadza hunter-gatherers. Nat Commun 2014 Apr 15;5: 3654.

Ley RE, Bäckhed F, Turnbaugh P, Lozupone CA, Knight RD, Gordon JI. Obesity alters gut microbial ecology. Proc Natl Acad Sci USA 2005 Aug 2; 102 (31): 11070-11075.

Yuan C, Gaskins AJ, Blaine AI, et al. Association Between Cesarean Birth and Risk of Obesity in Offspring in Childhood, Adolescence, and Early Adulthood. JAMA Pediatr 2016 Nov 7; 170 (11): e162385.

Renz-Polster H, David MR, Buist AS, et al. Caesarean

section delivery and the risk of allergic disorders in childhood. Clin Exp Allergy 2005 Nov; 35 (11): 1466-1472.

Neu J, Rushing J. Cesarean versus vaginal delivery: longterm infant outcomes and the hygiene hypothesis. Clin Perinatol 2011 Jun; 38 (2): 321-331.

Sanz Y, Santacruz A, Dalmau J. Influencia de la microbiota intestinal en la obesidad y las alteraciones del metabolismo. Acta Pediatr Esp 2009; 67 (9): 437-442.

Morales P, Brignardello J, Gotteland M. La microbiota intestinal: Un nuevo actor en el desarrollo de la obesidad. Rev méd Chile 2010 Ago; 138 (8): 1020-1027.

Rodríguez JM, Sobrino OJ, Marcos A, et al. ¿Existe una relación entre la microbiota intestinal, el consumo de probióticos y la modulación del peso corporal? Nutr Hosp 2013; 28 (Supl. 1): 3-12.

Valles-Colomer M, Falony G, Darzi Y, et al. The neuroactive potential of the human gut microbiota in quality of life and depression. Nat Microbiol 2019 Apr; 4 (4): 623-632.

第四章 呀，我们的肠道出了问题

Romero M, Menchén L. Probióticos: nuevas líneas de investigación y aplicaciones terapéuticas en patología digestiva. Nutr Hosp 2013 Ene; 28 (Supl. 1): 46-48.

Jiménez Ortega AI, Martínez García RM, Quiles Blanco MJ, Majid Abu Naji JA, González Iglesias MJ. Enfermedad celíaca y nuevas patologías relacionadas con el gluten. Nutr Hosp 2016; 33 (Supl. 4): 44-48.

Lleonart R, Basagaña M, Eseverri JL, et al. Técnicas de diagnóstico no validadas en alergia alimentaria: declaración de postura de la Societat Catalana d' Al · lèrgia i Immunologia Clínica. Act Diet 2008; 12 (2): 76-80.

Van Berge-Henegouwen GP, Mulder CJ. Pioneer in the gluten free diet: Willem-Karel Dicke 1905-1962, over 50 years of gluten free diet. Gut 1993 Nov; 34 (11): 1473-1475.

Sanders ME, Guarner F, Guerrant R, et al. An update on the use and investigation of probiotics in health and disease. Gut 2013 May; 62 (5): 787-796.

Agustín Layunta F, García Abad MJ, Morales Marina ML. Probióticos, prebióticos y simbióticos. Aplicaciones por patologías. Madrid: Ediciones I; 2017.

Tormo Carnicé R. Probióticos. Concepto y mecanismos de acción. An Pediatr 2006; 4 (1): 30-41.

Peláez Martínez C, Requena Rolanía T. La microbiota intestinal. Madrid: Consejo Superior de Investigaciones Científicas; 2017.

Brandt LJ. Fecal Transplantation for the Treatment of Clostridium difficile Infection. Gastroenterol Hepatol (NY) 2012 Mar; 8 (3): 191–194.

临床病例

Drouault-Holowacz S, Foligné B, Dennin V, et al. Anti-inflammatory potential of the probiotic dietary supplement Lactibiane Tolérance: in vitro and in vivo considerations. Clin Nutr 2006; 25 (6): 994-1003.

Nébot-Vivinus M, Harkat C, Bzioueche H, et al. Multispecies probiotic protects gut barrier function in experimental models. World J Gastroenterol 2014 Jun 14; 20 (22): 6832-6843.

Holowacz S, Guigné C, Chêne G, et al. A multispecies Lactobacillus- and Bifidobacterium-containing probiotic mixture attenuates body weight gain and insulin resistance after a short-term challenge with a high-fat diet in C57/ BL6J mice. Pharma Nutrition 2015 Jul; 3 (3): 101-107.

Holowacz S, Blondeau C, Guinobert I, Guilbot A, Hidalgo-Lucas S, Bisson JF. Antidiarrheal and Antinociceptive Effects of a Probiotic Mixture in Rats. J Prob Health 2016; 4: 155.

Van Hul M, Geurts L, Plovier H, et al. Reduced obesity, diabetes and steatosis upon cinnamon and grape pomace are associated with changes in gut microbiota and markers of gut barrier. Am J Physiol Endocrinol Metab 2018 Apr 1; 314 (4): E334-E352.

Holowacz S, Blondeau C, Guinobert I, Guilbot A, Hidalgo S, Bisson JF. Lactobacillus salivarius LA307 and Lactobacillus rhamnosus LA305 attenuate skin inflammation in mice. Benef

Microbes 2018 Feb 27; 9 (2): 299-309.

Alard J, Peucelle V, Boutillier D, et al. Probiotic strains with a high potential for inflammatory bowel disease management identified by combining in vitro and in vivo approaches. Benef Microbes 2018 Feb 27; 9 (2): 317-331.

Otero W, Gómez M, Otero L, Trespalacios A. Helicobacter pylori: ¿cómo se trata en el 2018? Rev gastroenterol Perú 2018 Ene; 38 (1): 54-63.

Hooi JKY, Lai WY, Ng WK, et al. Global prevalence of Helicobacter pylori infection: systematic review and meta-analysis. Gastroenterology 2017; 153 (2): 420-429.

Roach M. Gulp: Adventures on the Alimentary Canal. Nueva York: Norton & Company; 2014.

López-Goñi I. Microbiota. Los microbios de tu organismo. Córdoba: Guadalmazán; 2018.

Peláez Martínez C, Requena Rolanía T. La microbiota intestinal. Madrid: Consejo Superior de Investigaciones Científicas; 2017.